现代著名老中医名著重刊丛书

中国中医研究院 主编

高辉远 等 整理

现代著名老中医名著重刊丛书

第一辑

蒲辅周医案

人民卫生出版社

图书在版编目(CIP)数据

蒲辅周医案/中国中医研究院主编. —北京:人民卫生出版社,2005.8
(现代著名老中医名著重刊丛书 第一辑)
ISBN 978-7-117-06965-6

Ⅰ.蒲…　Ⅱ.中…　Ⅲ.医案-汇编-中国-现代
Ⅳ.R249.7

中国版本图书馆 CIP 数据核字(2005)第 079115 号

现代著名老中医名著重刊丛书
第 一 辑
蒲 辅 周 医 案

主　　编: 中国中医研究院
出版发行: 人民卫生出版社(中继线 010-59780011)
地　　址: 北京市朝阳区潘家园南里 19 号
邮　　编: 100021
E - mail: pmph @ pmph. com
购书热线: 010-59787592　010-59787584　010-65264830
印　　刷: 中农印务有限公司
经　　销: 新华书店
开　　本: 850×1168　1/32　　印张: 6.375
字　　数: 135 千字
版　　次: 2005 年 9 月第 1 版　　2025 年 12 月第 1 版第 24 次印刷
标准书号: ISBN 978-7-117-06965-6/R · 6966
定　　价: 13.00 元

出版说明

秦伯未、施今墨、蒲辅周等著名医家，既熟通旧学，又勤修新知；既提倡继承传统中医，又不排斥西医诊疗技术的应用，在中医学发展过程中起到了承前启后的作用。这批著作均成于他们的垂暮之年，有的甚至撰写于病榻之前，无论是亲自撰述，还是口传身授，或是其弟子整理，都集中反映了他们毕生所学和临床经验之精华，诸位名老中医不吝秘术、广求传播，所秉承的正是力求为民除瘼的一片赤诚之心。诸位先贤治学严谨，厚积薄发，所述医案，辨证明晰，治必效验，不仅具有很强的临床实用性，其中也不乏具有创造性的建树；医话著作则娓娓道来，深入浅出，是学习中医的难得佳作，为近世不可多得的传世之作。

由于原版书出版的时间已久，已很难见到，部分著作甚至已成为学习中医者的收藏珍品，为促进中医临床和中医学术水平的提高，我社决定将一批名医名著编为《现代著名老中医名著重刊丛书》分批出版，以飨读者。其中"第一辑"收录13种名著：

《中医临证备要》　　《施今墨临床经验集》

《蒲辅周医案》　　《蒲辅周医疗经验》

《岳美中论医集》　　《岳美中医案集》

《郭士魁临床经验选集——杂病证治》

《钱伯煊妇科医案》　　　《朱小南妇科经验选》
《赵心波儿科临床经验选编》《赵锡武医疗经验》
《朱仁康临床经验集——皮肤外科》
《张赞臣临床经验选编》

这批名著原于20世纪60年代前后至80年代初在我社出版，自发行以来一直受到读者的广泛欢迎，其中多数品种的发行量都达到了数十万册，在中医界产生了很大的影响，对提高中医临床水平和中医事业的发展起到了极大的推动作用。

为使读者能够原汁原味地阅读名老中医原著，我们在重刊时采取尽可能保持原书原貌的原则，主要修改了原著中疏漏的少量印制错误，规范了文字用法和体例层次，在版式上则按照现在读者的阅读习惯予以编排。此外，为不影响原书内容的准确性，避免因换算造成的人为错误，部分旧制的药名、病名、医学术语、计量单位、现已淘汰的检测项目与方法等均未改动，保留了原貌。对于犀角、虎骨等现已禁止使用的药品，本次重刊也未予改动，希冀读者在临证时使用相应的代用品。

人民卫生出版社
2005年7月

整理的几点说明

1. 蒲辅周医案是根据门诊和会诊的治疗病例进行选择和整理的。选择的原则是疗效较好，记载较全，有一定的参考价值。并在忠于原文基础上，一个病例、一个病例地总结。

2. 整理形式仍以中医为主，多采用中医病名，如西医学的检查比较完备，确诊比较可靠的，则在中医病名下用括弧加上西医学的病名。因为在现阶段，中西医的结合虽有一定成绩，但两个学术体系还未能完全贯通起来。如中医一个病，可能包括西医的几个病，同是中医的眩晕，而西医则有美尼尔氏综合征或高血压之分。西医一个病，也可能包括中医几个病，同是西医的乙型脑炎，而中医则有暑温或湿温之别，需要不断实践才能逐步解决。这样既可以避免牵强附会之弊，也可以帮助中西医相互了解。

3. 本医案共分四部分，即内科、妇科和儿科及其他。一般可以反映蒲老在临床治疗上的经验和特点，虽然不能体现他的学术思想全貌。由于蒲老临床经验丰富，我们学习的时间还不长，所历病种还较局限，很多病尚未见到，如妇科之经带胎产，就没有带下和胎前疾病的治验。治急性病是蒲老的特长，本病案仅有乙型脑炎、腺病毒肺炎、痢疾和麻疹。所有这些，都将在今后的临床实践中加以补充。

4. 蒲老过去有很多的典型治验，惜缺乏记载，我们曾就蒲老记忆所及，整理过六例疑难大证，虽是一鳞半爪，亦可见蒲老以往治疗的一斑，故亦附录于内科之后。

5. 蒲老治病的特点，特别强调辨证论治这个原则。他认为：治病必求其本，治病以胃气为本。抓住了这两个本，再抓住两个主要环节——一是季节气候和精神因素的影响，一是对临床证候的分析综合。因此，无论是急性病和慢性病，都要从寻求其本质开始，运用中医学的理论体系，根据三因、四诊的诊察，八纲、八法的归纳和处理，体现出中医临床上理、法、方、药一套治疗规律。

6. 临床治疗疾病总是有常有变的。一般说治常易，治变难。其实善治常者，亦善治其变。本书医案选择有常有变，但变证较多，用者对于治变，务请结合临床分析，反复印证，勿机械套用。

7. 蒲老在立法用药上，贯彻了“汗而毋伤，下而毋损，凉而毋凝，温而毋燥，补而毋滞，消而毋伐”的原则。配方严谨，药味少，剂量小，价格廉，同样收到较好的疗效。

8. 整理病案的过程，是我们继承和学习的过程。目的是希望有所提高，虽然在各科的前面和每一个病例的后面写了初步体会，以按语形式出现，但很粗糙肤浅，只供阅原治验时的一般参考。其次是我们的理论水平有限，不能深入和全面地加以阐明和提高，其中某些理论认识难免有不够正确的地方，甚至是错误之处，尚希同志们不吝批评指正。

目　录

一、内科治验

内科是临床医学的基础。古代中医虽有十三科之分，而内科向称为大方脉，包括的范围很广。一般有内伤疾病和外感疾病的区分。内伤多指一些杂病而言；外感则指伤寒和温病两大系统，其中包括多种急性传染病。一个内科中医工作者，必须全面掌握中医学的系统理论去指导临床实践。通常是根据三因、四诊的诊察，八纲、八法的分析归纳，进而选用七方中的何方、十剂中的何剂，以完成由认识疾病到治疗疾病的全部过程。这个过程，必须体现出理、法、方、药的一套治疗规律，也就是辨证论治的原则的具体运用。蒲老是十分重视辨证论治的。他在内科疾病的临床上，无论是慢性病，还是急性病，从始至终，都是按照理、法、方、药指导着实践。几年来，蒲老所治的内科病例很多，对许多慢性病我们尚未进行专题总结，但可以看出他严格掌握辨证论治的原则，丝毫不容假借。例如，从本医案介绍四例冠状动脉粥样硬化性心脏病，可以看出他是根据虚实兼夹的不同证候随证施治的。治法虽各不一，而收效则相同。至于急性病，蒲老更是既掌握原则性，又掌握灵活性。我们已总结过几种病毒性疾病的治疗经验，《中医对几种急性传染病的辨证论治》（蒲辅周著，人民卫生出版社 1960 年 10 月出版）一书里，概括地阐明了其一般学术思想。本医案选择一部分乙型脑炎和痢疾等病例，一个病例、一个病例加以分析，对于具体介绍其辨证论治的特点，可能有一定好处，读者可相互参证。本书内科治验前半部系杂病，后半部系急性病，虽病种选择范围还不够普遍，读者可举一反三。

类 中 风

邓某，男，72岁，干部，1961年5月15日初诊。

十一年前曾突然昏倒，当时经某医院诊断为高血压性心脏病，并请中医重用朝鲜参及真武汤等中药而逐渐好转。自1958年起，常服补心丹。今年有一次开会，突然又晕倒，全身颤抖，曾住某医院二十余天，治疗渐好转。近来又觉头晕目眩，有时四肢颤抖，甚则身动摇，不敢步行，耳鸣，口涎自流，咯痰不咳嗽，目视物模糊，口苦不渴，时有心慌，食欲不振，无饥饿感，睡眠不实，恶梦多，大便不畅，小便少。其人体丰面赤，脉两寸关微，至数不明，有散乱之象，两尺沉迟，舌质黯红，苔白腻，由操劳过度，肝肾真阴虚，真阳浮越，肝风将动之象。治从肝肾，此属虚证，不可作实火治，宜益阴潜阳。处方：

生龙牡(打)各六钱　煅石决明八钱　灵磁石四钱　生玳瑁(打)三钱　生龟甲(打)六钱　红人参三钱　川熟附子三钱　酸枣仁四钱　远志肉一钱

连服三剂，每剂两煎，慢火煎二小时，取300毫升，分五次温服。

5月19日二诊：服药后头昏及痰涎均减少，小便较增多，有时微渴，大便正常，脉如前，原方去磁石加山萸肉二钱，再进四剂。

5月26日三诊：连服四剂后大见好转，晕眩基本消失，身已无动摇，食欲好转，二便调和，惟行动气力尚差，六脉沉缓有力，舌正苔减，乃阳回之象，原方再进三剂。后以原方去玳瑁加杜仲四钱，破故纸（北京叫木蝴蝶，下同）三钱，以五倍量浓煎，去渣入蜂蜜为膏，每日早晚各服三钱，白开水冲服，以资稳固。

按：患者旧有高血压心脏病，曾服参附等药治愈，但过劳则有晕倒，全身震颤，甚则动摇，耳鸣目眩心慌等，皆五志过劳，肝肾阴虚，阳越于上，实为阴不潜阳下虚之故，故以育阴潜镇之品为主，佐以附子回阳（引火归原）、人参益气，俾阴固阳回而眩晕渐消，震颤平息而愈。此病虽见耳鸣、眩晕、口苦、面赤，不可误作实火治之，因脉微而迟，舌黯苔白，口苦不渴，乃真虚假实之征，临床时不能为假象所蒙蔽。

健忘头晕
（高血压）

艾某，女，41岁，1960年1月6日初诊。

素有健忘，精神不集中，俯首则眩，劳动则头部自觉发热、血压随即上升，右胁下时有掣痛，有时胃痛，大便有时稀溏，胃纳尚可，睡眠不佳，脉沉细数，舌红无苔。西医诊断为高血压，曾服凉药甚多，症未减轻。此属肝郁血热，宜平肝清热。处方：

抱木茯苓三钱　酸枣仁三钱　石斛三钱　白芍三钱　香附（炒）二钱　栀子一钱五分　石决明（煅）五钱　夏枯草三钱　地骨皮三钱　丹皮一钱五分　荷叶三钱　竹茹二钱　服三剂。

复诊：服药后无大改变，偶有心慌，脉舌同前，前方去香附、地骨皮，加蒺藜二钱、菊花一钱五分、远志（炒）一钱。

三诊：睡眠转佳，诸症均减，尚微感头晕欲吐，原方去栀子、丹皮，加广陈皮一钱五分、炙甘草一钱兼理胃气，再服三剂。

四诊：除有时微感头晕、睡眠不稳固外，余症均减，拟以丸药调理肝脾，兼滋心肾，以资巩固。处方：

炙黄芪八钱　当归三钱　吉林参四钱　白术三钱　茯神五钱　远志肉（炒）三钱　酸枣仁六钱　炙甘草二钱　木香二钱　白芍五钱　血琥珀二钱　五味子二钱　干生地五钱　珍珠母五钱　龙眼肉五钱

共为细末，炼蜜为丸，每丸重二钱，每晚一丸，温开水下，服后诸症悉平。

按：健忘，眠差，胁痛，俯则头眩，劳则血压上升，皆系肝郁血热所致。徒用凉药而不平肝，则肝愈郁，而脾胃反受其损，所以时有胃痛便溏之象。蒲老先用平肝清热，终用肝脾两调，先后本末，各有兼顾。

眩　晕　一
（美尼尔氏综合征）

李某，男，57岁，已婚，干部，1961年4月17日初诊。

从1952年起头晕，当时头晕较剧，如立舟车，感觉周围环境转动，呕吐，血压低，耳鸣如蝉声，于1953年、1957年均同样发作过，西医检查有耳内平衡失调，为美尼尔氏综合征。近二月来头昏头晕，不能久看书，稍久则头痛头晕加重，胃部不适，有欲吐之感，并有摇晃欲倒，食纳减退，体重亦减，常嗳气，矢气多，大便正常，晚间皮肤发痒，西医认为荨麻疹，影响睡眠，恶梦多，小便稍频，有少许痰，有时脱肛，脉弦细无力，舌淡无苔。根据脉症认为属中虚脾弱夹痰，兼心气不足；治宜先益中气、调脾胃，佐以宁心理痰；用补中益气汤加味。处方：

炙黄芪四钱　党参二钱　柴胡八分　升麻八分　白术二钱　当归一钱五分　陈皮一钱五分　炙甘草一钱　茯神二钱　炒远志一钱　法半夏二钱　生姜三片　大枣三枚　服五剂，隔天一剂。

5月12日二诊：服药后诸症均见轻，由于看报稍久，六天前又失眠严重，经某医院诊治，给予镇静剂后稍好，但大便有时燥，近日二便尚调，脉迟滑，舌正中心苔薄黄腻，似有食滞之象。仍宜调和脾胃，健强中气兼消胃滞；原方黄芪改为二钱，加枣仁二钱、焦山楂一钱，服三剂。

5月31日三诊：服上药后自觉很见效，食欲及睡眠好转，二便调，精神佳，看书写字能较前久些，但超过二小时就觉烦躁及头部发紧，小便正常，脉虚，舌正无苔，改用心脾肝并调，以丸剂缓治。

补中益气丸八两，每早服二钱；归脾丸八两，每晚服二钱；感冒时停服。

药后头晕失眠等症基本消失。

按：本例西医诊为美尼尔氏综合征，时发时止，多用脑后易发，而且呕吐欲倒，并有脱肛等症，中医系眩晕为病。其病因较多，古人分析有：①风眩：始见《内经》："诸风掉眩，皆属于肝。"而孙思邈、沈芊绿等均认为肝风引起眩晕。②痰眩：始见于《金匮要略》：

“心下有痰饮，胸胁支满，目眩。”朱丹溪亦认为：“无痰不作眩。”《济生方》等亦主张胖人停饮而眩。③火眩：刘河间认为由风火引起。王肯堂以为由火致眩。张三锡主张痰火成眩。④虚眩：《灵枢》谓：“上虚则眩。”张仲景、徐春甫等亦同意此说。张景岳认为：“虚者居其八九，而兼火兼痰者不过十中一、二。”但虞抟等则主张下虚上实而眩。⑤七情内伤、过劳、失眠等均可引起眩晕，亦是临床常见到的。虽病况繁多，只要详为辨证施治，即能收到应有的效果。如本例既非风、火、痰的实证，亦非肝肾不足之虚候，其脉弦细无力，其症纳差、脱肛、不能用脑等，系中虚劳伤兼心气不足，所以用补中益气汤，加茯神、远志安神宁心，法半夏、生姜降逆止呕，诸症均减。以后又加枣仁安神、宁心、养肝、补血，焦山楂助胃健脾而更好转；最后用补中、归脾丸而善其后。倘偏执无痰不作眩，而重于祛痰，或拘泥肝风成眩，用平肝息风，抑或清火而泄热，则恐本病非但不效，并且不无虚虚之弊。

眩晕二

（高血压）

陈某，女，48岁，1964年3月24日初诊。

1960年起经常有头晕，血压不稳定，波动在190～140/120～90毫米汞柱之间。心慌，虚烦懊侬，胸膺有时发闷，形体逐渐发胖，四肢自觉发胀，腿软沉重。腰部酸痛，睡眠欠佳，入睡困难多梦，小便频而短，大便正常。某医院检查为：1. 高血压，2. 冠状动脉粥样硬化性心脏病（冠状动脉供血不足）。脉沉迟，舌质正常，后根苔薄黄腻，血压168/98毫米汞柱。病由阳虚湿胜，治宜温阳利湿。处方：

党参二钱　生白术二钱　茯苓二钱　白芍二钱　川熟附子（打）一钱五分　桑寄生三钱　狗脊（炮）三钱　杜仲三钱　龙骨（打）三钱　牡蛎（打）四钱

1964年4月6日复诊：服药后腰已不痛，上午头晕已微，下午尚晕，晚间少腹隐痛，脉沉细迟，舌黯红无苔。虽阳虚湿胜，阴亦不足，治宜阴阳兼顾，温阳益阴法。处方：

党参二钱　连皮茯苓三钱　白芍二钱　川熟附子（先煎）六钱　龙骨（打）三钱　牡蛎（打）四钱　熟地二钱　桑寄生三钱　狗脊三钱　杜仲三钱　川楝子（炮）一钱五分　五剂。

1964年4月14日三诊：服药后头晕又减，虚烦懊侬、脐下腹痛俱见好转，纳谷尚可，睡眠仍不佳，血压118/78毫米汞柱，脉弦缓，舌正常无苔。病势已减，仍宜温阳益阴。处方：

党参二钱　生白术二钱　连皮茯苓三钱　白芍二钱　川熟附子（先煎）一钱五分　熟地二钱　枸杞子二钱　桑寄生三钱　杜仲三钱　川楝子（炮）一钱五分　龙骨（打）三钱　牡蛎四钱　五剂。

1964年5月11日四诊：服上药后头晕心烦未作，血压稳定而正常。最近胸膺憋闷不舒，睡眠欠佳，有时因憋气而惊醒，饮食尚好，大便正常，小便次数多，脉左沉微弦滑，右沉迟，舌质正常无苔。服温阳益阴之剂，头晕心烦虽解，而胸中阳不足以致湿痰阻滞、心气不宁；治宜调心气，温化痰湿。处方：

茯苓二钱　法半夏二钱　枳实（炒）一钱　竹茹一钱

远志（炙）一钱　九菖蒲一钱　枣仁三钱　党参一钱五分　白术一钱五分　生姜二片　小麦（炒）三钱　大枣（劈）三枚　五剂（隔日）。

随访诸症皆愈。

按：患者头晕血压高，然而脉沉迟、沉细迟皆阳虚阴盛之象；舌质不红，形体发胖，四肢自觉发胀沉重，困倦乏力，小便频数；综合脉证又为阳虚湿盛之征，法宜温阳理湿；若误用苦寒清热之剂，则更损真阳，致使阴阳更失平衡，病情必因此而增变。蒲老用附子汤温阳益气利湿，龙骨、牡蛎养阴潜镇虚阳，佐以桑寄生、狗脊、杜仲、枸杞子补益肝肾。此方略予增减共服十五剂而头晕心中虚烦皆除，血压降至正常。但胸膺憋闷，睡眠欠佳，改以十味温胆加减，调心气、化痰湿善其后。

心气虚痛一
（冠状动脉粥样硬化性心脏病）

于某，男，51岁，1964年2月17日初诊。

1960年3月某医院确诊为冠状动脉粥样硬化性心脏病。当时检查心电图有冠状动脉供血不足、陈旧性心肌梗塞、左心室劳损。胸片：有主动脉增宽。并有心跳气短，下肢浮肿等，血压偏高已六年，现检查已属高血压第二期。1944年起有风湿性关节炎，至今天气改变即疼痛。自觉症状：胸闷气短，心前区疼痛牵连背部，向左腋下及臂部放射，手臂不能上举，伸举即疼痛加甚，每日发作频繁，不能活动，走路即有心慌心跳，容易出汗，夜间难以平卧。每隔十多天即有一次类似休克样的发病，常有头晕头痛，睡眠不佳，每夜只能睡二小时，心绞痛发作甚时饮食即不好。曾服中药近五百多剂，多为栝蒌薤白半夏汤或炙甘草汤加减，诸症未见改善。血压200/120毫米汞柱。诊其脉右关沉微缓，余脉沉细涩。舌正，微有薄黄腻苔，唇紫，此由营卫不调，心气不足，痰湿阻滞；治宜调营卫，通心气，化痰湿；以十味温胆汤加减。处方：

西洋参一钱　茯神二钱　枣仁三钱　远志一钱　九菖蒲八分　法半夏二钱　橘红一钱五分　枳实（炒）一钱　竹茹一钱　川芎八分　丹参一钱五分　柏子仁（炒）二钱　大枣（擘）三枚

五剂，慢火煎二次，共取160毫升，分两次温服。

1964年2月27日二诊：服药后头晕减，饮食稍好转，有少量黄而灰的痰咯出，仍耳鸣，睡眠不好，左关微弦细数，余脉同前。原方去丹参加桑寄生三钱，石决明六钱，七剂。

1964年4月9日三诊：上药共服二十多剂，诸症悉减，心前区疼痛亦已大减，发作次数已不频频，每日二～三次，未再发生类似休克样的表现，但自觉最近进步较前一段为慢，胸膺尚发闷，手臂伸举虽无牵制，但尚有放射性酸痛，睡眠略有进步，已能平卧，睡后亦觉舒适，饮食、二便皆正常。脉沉细涩，舌质色正，中心微有薄黄腻苔。近日因气候变化，可能影响疾病的转变，原方去大枣，西洋参改用白人参二钱，加宣木瓜一钱，血琥珀粉（分二次冲服）三分续服。

1964年5月7日四诊：一般情况已很好，心区仅偶然闷痛，但发作疼痛时间已很短，睡眠已好，手臂尚微痛，腰及腿部也微酸痛。脉沉细，舌正常，苔中心白腻，宜原方去竹茹、石决明，加萆薢二钱，怀牛膝二钱，狗脊（炮）二钱。除感冒则停服外，可常服。此后病情遂趋稳定。

按：心绞痛在中医学应如何辨别，目前尚在探索，有按胸痹论治的，有按心动悸论治的。本例曾用栝蒌薤白半夏汤及炙甘草汤，亦即根据这些观点出发的。但已服药五百多剂，卒未见效，证明不能再按胸痹、心动悸论治。蒲老分析其症状及病情经过，结合脉涩唇紫，断为营卫不调，心气不足，痰湿阻滞。以心主营，营不调则卫亦滞，故重在通心气以调营卫。用十味温胆，通其心气，兼化痰湿，加川芎、丹参和营，营气和则卫亦利。仅四诊而病情即能稳定，心绞痛亦能控制。从这里可以看出，运用中医学，治疗西医学确诊的疾病，不要拘泥某症或西医学的某种病，必须充分根据辨证论治的方法区别对待。

心气虚痛二

（冠状动脉粥样硬化性心脏病）

金某，男，52岁，1963年10月9日初诊。

去年9月发生心绞痛，一度严重，住某医院治疗七个月，诊为冠状动脉粥样硬化性心脏病，迄今未上班。心绞痛发作无规律，近来发作频繁，胸痛彻背，胸闷，心慌，血压偏高已多年，达180/130毫米汞柱，现稳定在130/80毫米汞柱，睡眠很不好，每晚皆服安眠药片。平时不吐痰，饮食、二便尚正常，面色灰黯，脉右沉濡，左沉弦细，舌正无苔。属心气不足，营气不调，治宜调和营卫，补益心气。处方：

茯神二钱　党参一钱　枳实（炒）八分　炙甘草五分

法半夏一钱五分　远志（炒）一钱　九菖蒲八分　枣仁（炒）三钱　柏子仁一钱五分　浮小麦三钱　大枣（劈）三枚　七剂，隔日一剂。

1963年10月21日二诊：开始服两剂药后心慌及心区疼痛未犯，继服则仍有心前区疼，可能因寒流气候突然转变而又诱发之故，脉舌如前。原方去法半夏加香橼皮一钱，黄芪一钱五分，血琥珀粉（另包冲服）三分，七剂。

1963年12月5日三诊：心慌已很轻微，心绞痛未发，睡眠亦略好转，但不能多看文件，脉见上盛下不足，仍宗原意，易汤为膏缓缓服之。处方：

茯神二两　党参一两　黄芪一两半　炙甘草五钱　远志一两　九菖蒲八钱　枣仁三两　柏子仁一两半　浮小麦三两　大枣（劈）十五枚　枳实（炒）五钱　香橼皮一两　血琥珀粉（另包）三钱

慢火浓煎，去渣加蜜熬成膏，和入琥珀粉，早晚各服一小匙。

1964年2月18日四诊：膏剂已服完，春节外出活动较多，尚能适应，惟劳累后胸膺尚觉不舒，心绞痛已很少发，发时亦轻，脉转缓和，舌正无苔。原方加龙骨一两，沉香粉一钱，为膏继服。

1964年4月6日五诊：药效甚著，平时胸膺已舒，工作繁忙或久坐之后，仍有胸闷现象，睡眠尚可，面色较前好转，精神亦较佳，食纳、二便皆正常，有时发风疹，脉弦缓有力，左寸仍不足，舌质正常无苔。原方加龟甲（打）四两，胡麻仁（炒）二两。以后诊治，皆以此方略予增减，暑天则改为粗末，每包四、五钱，每日煎服一包。由是病情日渐好转和稳定云。

按：冠状动脉粥样硬化性心脏病，中医无此病名，但有类似此病的记载。根据中医理论辨证施治，本例属心气不足，故以枣仁、茯神养心气，菖蒲、远志通心气，甘麦、大枣甘缓悦脾宁心，即《经》所谓“虚则补之”之意。然补中应有通，故又有枳实之降，法半夏之辛。同时，冬则用膏，夏则用散，使能与季节相适应。

心气痛夹痰湿
（冠状动脉粥样硬化性心脏病）

苏某，男，45岁，于1963年12月30日初诊。

1962年初，心前区有时闷痛，2月至某医院检查，诊为冠状动脉粥样硬化心脏病，而病情逐渐加重，心前区发作性绞痛，每二～三天即发一次，绞痛时间约四、五分钟，伴有胸闷憋气。经常服硝酸甘油片，但只能解决发作时的难受，如饮食不节或吃了不易消化的食物即诱发。形体发胖，平时吐痰多，容易头晕心跳，大小便尚正常，脉弦滑，舌质正红，苔白腻边缘不齐。由本体湿盛，湿聚为痰以致影响心气运行；治宜温脾利湿，和胃涤痰；方宗温胆汤加味。处方：

茯苓三钱　法半夏二钱　橘红一钱五分　炙甘草七分　炒枳实一钱　竹茹一钱　姜南星一钱　白芥子（炒）一钱　茅术一钱　厚朴一钱五分　生姜三片　十四剂，隔日一剂。

1964年1月24日二诊：效果甚为明显，二十天来心绞痛仅发过三次，疼痛程度亦减，发病时未再服西药，咽间痰减少，头晕依然如前，平时胸尚憋闷，纳食、二便皆正常，脉沉弦滑，舌正红，苔中心黄腻。仍宜温化痰湿，原方去茅术加远志一钱，九菖蒲八分，五剂，隔日一剂。

1964 年 4 月 10 日续诊：前方随证略予加减四次，心区疼痛一直未发，偶于饭后胸膺微闷。最近消化微差一点，自觉饭后胃胀，大小便尚正常，晚间仍头晕，脉弦缓有力，舌淡红、苔秽腻。近来气候阴雨，湿热郁闭，外湿与内湿相应，故胸膈不利，治宜原法加开胸利膈、清利湿热之品。处方：

茯苓三钱　法半夏二钱　橘红一钱五分　炙甘草七分　枳实一钱　竹茹一钱　白芥子（炒）一钱　远志一钱　九菖蒲八分　黄连（炒）五分　薤白二钱　厚朴一钱五分　陈皮一钱　麦芽二钱　生姜二片　三剂。

1964 年 4 月 17 日续诊：15 日晚间心区疼痛又发作一次，最近两天一般情况尚好，饮食又转佳，二便正常，尚吐少量痰，胸膺发闷，脉沉弦，舌正苔薄黄腻。仍属痰湿阻滞，胸阳不畅，续宜温化痰湿。处方：

茯苓二钱　法半夏二钱　橘红一钱五分　炙甘草一钱　枳实（炒）一钱　竹茹一钱五分　桂枝（去皮）一钱　白术一钱　郁金二钱　厚朴一钱五分　五剂。

以后病情稳定，未再服药，嘱其善自颐养。

按：冠状动脉粥样硬化性病变，在中医辨证方面是多种的。本例心绞痛，不仅由一般心气作痛，而兼本体湿盛，湿痰阻滞，故重点在温脾利湿，和胃涤痰。

胸　痹
（心绞痛等）

苏某，女，36 岁，于 1964 年 4 月 29 日初诊。

发病已六年。1958 年因心前区阵发性剧烈绞痛住莫斯科医院检查，诊为心绞痛，经治疗未效。1959 年回国后渐觉腰部绞痛继起，向下放射，小便检查有红细胞，肾盂造影未发现结石。1962 年初即住某医院，渐致不能起床，1963 年初右胁下绞痛，化验检查谷丙转氨酶 400 单位，并经各种检查确诊为：①心绞痛；②慢性胆道炎、胆绞痛；③慢性肾盂肾炎，肾绞痛。其症：心前区阵发性绞痛，发作频繁，每日五~七次，胸痛彻背，牵引肩背及上腹掣痛，胸感发憋气短，指甲发青，略有咳嗽，疼剧时有大汗出（据述前不久汗出浸湿之内衣拧出半盆汗液约 2000 毫升），右胁下绞痛及肾绞痛亦经常伴随而作，或单行发作性疼痛，有时恶心，口苦，大便偏干燥，睡眠亦差，形体尚胖，面色苍白，腹不满，卧床不能下地活动已年余，经用各种方法治疗均未见效，病情反日渐加剧而于 1964 年 4 月 29 日请蒲老会诊。脉象寸尺沉弱，右关动数，左关弦细，舌质略淡，后根苔薄秽腻，月经尚不大差。据病程已久，肝胃失调，心脾不和，阳气不宣，宗气阻滞，以致胸痹绞痛走窜，属胸痹。先宜通阳宣闭，降逆和中。处方：

全瓜蒌（打）六钱　薤白三钱　枳实（炒）一钱　法半夏二钱　柴胡一钱　降香一钱

三剂，每剂煎二次共取 160 毫升，分两次温服。

1964 年 5 月 11 日二诊：药后心绞痛次数减少，大发作仅两次，一般发于饭后，疼痛程度减轻，服药当天很少发，停药则发作尚频，胆绞痛发作一次，饮食稍增，大便每日一次，脉象寸尺沉细，右关弦缓，左关弦细，舌正红苔秽腻略减。续宜理心气，和胆胃。处方：

茯苓三钱　法半夏二钱　广陈皮一钱　枳实八分　竹茹

一钱　九菖蒲一钱　远志一钱　白芥子（炒）一钱五分　高良姜一钱　川楝子（炮焦）二枚　麦芽二钱　三剂，隔日一剂。

1964 年 5 月 19 日三诊：服药后心绞痛很少发作，吃油腻物或喝牛奶后尚易诱发，右胁下疼痛阵发如前，伴有恶心，上肢及下肢经常起紫斑，大便已不干，精神更见好转，脉象左脉渐缓和，右沉细涩，舌正红、腻苔再减。续宜原方佐以行滞和络之品。处方：

茯苓三钱　法半夏二钱　广陈皮一钱　枳实（炒）八分　九菖蒲一钱　远志（炒）一钱　白芥子（炒）一钱五分　川楝子（炮焦）二钱　川芎八分　桃仁一钱　血竭五分　血琥珀五分　焦山楂一钱五分　麦芽二钱　三剂。

四诊：紫斑消退，心绞痛未犯，仍宗原方再服三剂。

1964 年 6 月 22 日五诊：精神更见好转，能下床活动，如散步等。前天进行肝穿刺，病理变化属迁延性肝炎，现觉胃不舒，泛酸嘈杂，口酸，呕吐一次，大小便正常，出汗较少。脉象两寸尺沉细，右关沉弱，左关弦细涩，舌质正常无苔。由肝胃不调，心气未和；治宜调肝胃，降逆气佐以养血。处方：

党参一钱五分　茯神二钱　小麦（炒）三钱　当归二钱　白芍二钱　熟地二钱　狗脊（炮）一钱　法半夏一钱五分　代赭石三钱　干姜四分　黄连五分　琥珀五分　沉香三分

第一煎煎一小时，取 150 毫升，分三次服。

1964 年 9 月 3 日来我院门诊：出院已一个多月，住北戴河休养，心绞痛仅犯过三次，每次疼痛时间较短，疼痛程度亦轻，但仍彻背和向右手臂放射，伴有憋闷感，走路气短头晕，不发时已能稍微活动和散步。右胁下绞痛比较稳定未发，有时腹胀及胃脘疼痛，心情依然很悲观，时时欲哭，睡眠不好，脉象沉细微弦涩，舌质正中心微有秽苔。脏腑失调，五气不和已久，但病情逐渐好转，宜续调肝胆、滋心脾。处方：

炙甘草一钱五分　杭白芍三钱　小麦（炒）四钱　大枣（劈）四枚　茯苓三钱　枣仁三钱　香橼皮一钱　高良姜一钱　焦山楂二钱　麦芽二钱　血琥珀（冲服）五分　七剂，隔日一剂。

1964年10月23日再诊：上方随证加减三次，症情趋向稳定，心绞痛很少发，饮食亦好转，惟少腹有时发凉，脉沉细，舌正无苔。续宜强心气，养肝脾以资巩固。处方：

黄芪二钱　党参一钱　白术一钱　茯苓二钱　炙甘草一钱　当归一钱五分　白芍一钱　熟地二钱　五味子八分　远志（炒）一钱　陈皮七分　肉桂（后下）二分　七剂。

慢火浓煎二次，共取300毫升加蜜一匙，分两天四次服，最后改用丸剂，朝服养荣丸一丸，晚服左归丸一丸。至11月底症情更为好转，食欲增加，精神大振，睡眠亦佳，体力增强，活动已不气短，诸痛皆平稳，脉缓有力，舌正无苔。欲回新疆工作，遂嘱续服养荣丸每日一丸，以善其后云。

按：本例西医学确诊有：①心绞痛，②慢性胆道炎、胆绞痛，③迁延性肝炎，④慢性肾盂肾炎、肾绞痛。并长期住院卧床，病情极为复杂。蒲老根据中医审证求因：不外是六淫之邪，由表入里，未能及时透邪外出，以致附着脏腑，或内伤七情以致机体功能紊乱，或两者相合为病。今患者病程已六年，脉寸尺沉弱，体质已虚，而见症皆实，如胸痛彻背、背痛彻心、胸感憋闷、指甲发青、恶心、大便干、右关动数、左关弦细，知其气机闭塞，胸中阳气不宣，急则治标，遂以栝蒌薤白半夏汤加柴胡、枳实、降香通阳宣闭，调和肝胃。服后疼痛次数及程度皆大减，但停药则发作仍频且甚，右关由动数转弦缓。此胸中阳渐通，气机初启，而心气不足，胆胃未和，故易十味温胆汤加减，益心气、和胆胃，再加高良姜温阳散寒、川楝子降逆清胆、麦芽和胃疏肝，又因上下肢有紫斑加川芎、桃仁、血竭行瘀和络。至五诊精神好转，已能下床活动，但其胃尚不舒，泛酸嘈杂或呕吐，改用法半夏、干姜、黄连、代赭石、沉香调肝胃、降逆气，用党参、茯苓、小麦、当归、白芍、熟地益心气、养肝血，于是患者病情进一步稳定而出院休养。然而仍见心情悲观，时时欲哭，睡眠欠佳，故用芍药甘草汤合甘麦大枣加味，滋补心肝，健脾和胃。终则改服人参养荣丸，后加服左归丸，心、肾、肝、脾并调，补其不足以资巩固。从而精神、睡眠皆佳，饮食、二便正常，而回新疆工作。

心　悸
（风湿性心脏病）

舒某，48岁，女性，已婚，演员，于1963年2月12日初诊。

1948年开始在工作劳累后不能平卧，1949年冬季劳累后有气短、咳嗽欲吐，不能行动，经医院检查为风湿性心脏病、二尖瓣狭窄，经用毛地黄治疗而症状逐渐消失，后每年冬天易犯感冒，而喘咳不能平卧，有时天热亦发作。以后西医检查发现肝大，未作彻底治疗。

1953年起又喘咳而痰内有小血块，经中、西医治疗，将近一年才好转。1956年起又因心脏功能差而常服毛地黄渐好转。1957～1959年间，未发过病而能演出。1960年起又常犯病，有时低热、咳血。去年得过肺炎，后患慢性心力衰竭，常有下肢肿胀，现夜间失眠较重，往往彻夜不寐，并有心慌气短，常服西药利尿剂后小便才多，食欲尚佳，自觉胃空、嗳气吐酸。去年十月起胃部隆起，以午后及夜间较甚，按之不痛，舌有麻木感，口干不敢饮，不知咸味，而对甘、辛、苦、酸均能辨别，头晕、疲乏、性情急躁，大便尚佳，月经尚准。本次月经量少而刚过，经期不舒，但不知所苦。面黄，脉寸尺沉细，两关弦大而急，舌质深黯，苔黄腻乏津。由于心肺早有损伤，因之血瘀气滞。目前肝胃火盛，治宜先调肝胃，方宗温胆汤加味：

茯苓三钱　法半夏二钱　广陈皮一钱　炙甘草五分　炒枳实八分　竹茹一钱　玉竹三钱　核桃肉二枚　三剂。

2月15日二诊：服第一剂药后胸部舒畅而入睡佳，第二剂后尚失眠，昨夜服第三剂后，睡眠很好，心慌见轻，多说话后有咳嗽，稍有白沫痰，食纳欠佳，二便正常，口干喜热饮，尚不知咸味，下肢有轻度浮肿，血压100/70毫米汞柱，脉两关弦急已稍缓，舌苔同前。原方加泽泻一钱，服三剂。

2月18日三诊：药后口渴见轻，仍失眠易醒，尚感舌麻不能辨咸味，食纳及二便正常，脉转沉弦细数，舌质仍黯，黄苔见退。改用疏肝活血化瘀之剂，方宗血府逐瘀汤：

赤芍一钱五分　干生地三钱　当归一钱五分　川芎一钱　桃仁（去皮）一钱五分　红花一钱五分　柴胡一钱　炒枳壳一

钱　桔梗一钱　川牛膝二钱　服三剂，隔天一剂。

2月25日四诊：药后已稍知咸味，睡眠转佳，易咳嗽，鼻唇微干，近日腿肿明显，小便黄，大便正常，脉较初诊缓和，舌质转略黯，舌苔见退。原方再进三剂，隔天服一剂。

1963年3月4日五诊：药后口渐知咸味，近日月经来潮，距上次23天，小腹微胀，量稍多，色红，足仍浮肿，昨天稍有气喘，咳嗽无痰，食欲及二便正常，睡眠尚差，脉右沉濡，左沉微弦，舌黯中心微有黄腻苔。根据脉象改用调和营卫、温阳利水。处方：

桂枝（去皮）八分　白芍一钱　炙甘草八分　生姜二片　大枣二枚　川熟附子八分　白术一钱　茯苓三钱　煅龙骨三钱　煅牡蛎二钱　三剂，隔天服一剂。

3月11日六诊：药后腿肿消减较显，但胃脘部微痛，四天前因感冒而曾恶寒发热，现已不热，咳嗽吐白痰，食欲稍差，口乏味，已能辨清咸味，饥则不寐，饱则寐佳，大便日二、三次，不稀，小便正常，肝区有时隐痛，脉左寸沉细关弦虚，右寸浮弦关弦滑，尺沉细，舌质黯，中心及后根有薄白腻苔。由外感引起肺胃失调，宜标本兼治。处方：

茯苓三钱　法半夏三钱　广陈皮一钱五分　炙甘草五分　炒枳实一钱　乌药一钱五分　砂仁一钱　木香五分　焦山楂二钱　生姜三片　四剂，隔天服一剂。

3月18日七诊：药后胃痛见减，尚嗳气，胃部稍隆起，按之软而不痛，偶咳嗽，微有白沫痰，口舌及咽部发凉感，腿肿已基本消失，食纳佳，口已知五味，睡眠转佳，二便正常，脉缓有力，舌质转红，中心有薄白苔。仍宜调心气，和胃气，兼和络消瘀。原方加厚朴一钱五分，红花一钱，血竭一钱　四剂，隔天服一剂。

3月底八诊：药后胃部已不胀，局部不隆起，睡眠转佳，偶有失眠，腿已不肿，食欲、二便正常，脉同前，舌正无苔。拟用丸剂缓调之，以善其后：

白人参五钱　茯神、茯苓各五钱　白术五钱　广陈皮三钱　法半夏五钱　炒枳实三钱　枣仁一两　远志（甘草水制）三钱　菖蒲三钱　柏子仁五钱　丹参五钱　川牛膝（酒制）五钱　杜仲（盐水炒）五钱　炮狗脊五钱　泽泻（盐水炒）五钱　川断五钱　炙甘草三钱　破故纸五钱　胡桃肉二两

共为细末，炼蜜为丸，每丸二钱，早晚各服一丸，食前白开水送下，感冒时停服。以后一切症状消失而停药。

按：此患者西医诊断为风湿性心脏病、二尖瓣狭窄，有慢性心力衰竭，血循环障碍，而临床上表现为舌质黯紫，心慌气短、胃脘部隆起、不知咸味、失眠、浮肿、腹满。开始以温胆汤加味，肺胃得和而气短心悸渐平稳。继则用疏肝、化瘀、活血法，使血运畅顺，脘隆平、口知咸、气血调和，舌黯转红，诸症渐消。再以桂枝、附子、龙牡、白术等温阳镇逆，使营卫调和，脾胃健运而水湿消，最后以益心神、和胃补血而症状逐渐消失，恢复健康。

头痛头晕

张某，女，38岁，1960年4月12日初诊。

一年多来卧床不起，头痛，头晕，目眩，耳鸣，心慌，气短，颈转动困难，身倦乏力，精神不振，腰痛腿酸，大便有时溏，小便正常。食纳不振，月经不调，口干不饮。西医诊断为神经官能症。舌淡红无苔，脉沉弦

细数。属肝肾不足，阴虚阳亢之征。治宜壮水之主，以制阳光。因久服汤剂，胃气难任荡涤，故采用膏丸。处方：

每早服桑椹膏三钱，开水冲服；每晚服杞菊地黄丸二钱，开水送下。连服一月。

复诊：精神转佳，食纳增加，每日能起坐四、五次，大便已不溏，小便正常，有时胸闷，起坐时周身发抖，头痛，眩晕，睡眠不佳，左膝关节酸痛，脉舌同前。依前方加生熟枣仁各一钱五分，远志七分，夏枯草一钱，水煎取汁代汤早冲桑椹膏、晚送杞菊地黄丸。续服一月。

三诊：已能起床下地活动，食欲渐增，但仍有头晕，改用养阴健脾兼治。早服人参养荣丸三钱，晚服杞菊地黄丸三钱。继服一月。

四诊：精神更佳，已能出户外散步，饮食逐渐增加，大便正常，月经亦调，但仍有头痛，头晕，心慌寐差，舌质正常，脉左寸微感不足。余脉弦缓。病势虽有好转，但肝阴与心气仍感不足，治宜养阴潜阳并益心气，仍主小剂缓图。处方：

茯苓、茯神各五钱　生熟枣仁各一两　炒远志肉五钱　煅石决明一两五钱　珍珠母一两五钱　灵磁石一两五钱　怀山药一两　潼蒺藜一两　怀牛膝一两　夏枯草一两　黄菊花一两　冬桑叶一两　黑芝麻一两五钱　枸杞子一两　金石斛一两　炙龟甲二两

共研为粗末，和匀，分三十包，每包约六钱余，每日一包，水煎去滓取汁，兑桑椹膏三钱，分二次热服。连服两月诸症悉平，已能外出活动。再服二月，一切正常而恢复工作。

按：诸风掉眩，皆属于肝。阳动则风生，肝缓则风熄；阴虚则阳亢，液足则阳潜。本例久病卧床不起，头痛，目眩，心慌，气短，身倦神乏，腰痛腿酸，月经紊乱，食欲减退，症状虽复杂，舌红无苔脉沉弦细数，总不外阴虚阳亢、水不涵木、肝风上扰之征。检阅以前所服之方无非补气补血，然久服无功，故初用滋阴为主，以膏丸缓图，庶不伤胃气，继则养阴和阳、终则滋阴潜阳，而见效甚速，诸症消失，恢复工作。可见蒲老重视以胃气为本。尝见慢性疾患，以汤剂荡涤欲速而不达，乃胃气不胜药之故。

头 痛 一

袁某，男，55岁，军人，已婚，1964年1月31日初诊。

多年来体丰，自感湿痰较盛，数月来头痛，以头顶为显，睡眠不佳时加重，右胁部亦有隐痛，烦躁，睡眠不实，汗多，食纳尚可，口苦口干喜饮，二便正常，脉右沉滑，左弦细数，舌正红，苔薄白微黄腻。属肝热脾湿、阳郁风动之象，治法宜清肝和脾兼熄风潜镇。处方：

焦栀子一钱　川芎一钱　制香附一钱　神曲二钱　白芍二钱　菊花一钱五分　白蒺藜三钱　桑叶二钱　天麻二钱　钩藤二钱　石决明（先煎）四钱　服三剂。

2月8日二诊：药后头痛显减，睡眠欠佳，食纳稍好，二便正常，脉沉微弱，舌质正红，苔薄白。仍宜调和肝脾兼降逆豁痰。处方：

珍珠母（先煎）四钱　白蒺藜三钱　菊花一钱五分　天麻三钱　川芎一钱　茯苓二钱　法半夏二钱　知母一钱　炒

枳实一钱　竹茹一钱　炒枣仁三钱　炙甘草一钱　服三剂。

2月11日三诊：药后头顶痛更减，多用脑后又痛，睡眠时好时差，有梦，左胁亦痛，烦躁减，纳佳，二便正常，脉弦虚，舌正、苔薄白腻。继以原法增减，五脏并调。处方：

党参二钱　茯苓二钱　炙远志一钱　炒枣仁三钱　川芎八分　枸杞子三钱　山萸二钱　山药三钱　白蒺藜三钱　菊花炭一钱五分　炒黑豆三钱　大枣四枚　石决明（另包先煎）四钱　服五剂。

2月18日四诊：药后头痛显减，睡眠佳，食纳亦佳，二便正常，脉弦虚，舌正苔减。原方加广陈皮一钱、莲子二钱。服五剂后睡眠恢复正常，头痛已消失。

按：患者由脾失健运，湿痰内阻，肝阳上冒而头顶痛，并有右胁痛，口苦、口干，烦躁，睡不好，脉沉滑弦数，舌红苔白夹黄等肝热脾湿现象，所以用清肝和脾、熄风兼潜阳等药后，症状逐减。后以宁心滋肝兼化痰之剂，头痛烦躁消失，睡眠正常而愈。头痛有因风、寒、痰、湿、火、郁热、伤食、伤酒、动怒、气虚、血虚、虚阳上越及肾虚气逆等等，必须审因论治。今患者属肝热脾湿的范畴，故用平肝清热、和脾理痰之剂，而收到很好效果。

头　痛　二

（视交叉部蜘蛛膜炎）

申某，29岁，女，已婚，干部，1960年9月7日初诊。

九个月来头痛，以前额及两颞部为甚。开始由于过劳及睡眠不足，渐觉双目视物不清，似有云雾状物阻碍着，以左目为甚。咽部常有异物阻堵感，在发病后二十多天，曾住入本市某医院检查：眼底及周边视野无明显改变，中心视野有双颞侧缺损。咽后壁不平滑，曾经多次会诊确诊为咽后壁囊肿。头痛及眼病曾请国内外多位专家会诊，诊断为蜘蛛膜炎（视交叉部）及颅咽管瘤待除外。尚乏好的治疗办法，三个月来经针灸及中药汤剂治疗，亦效果不显，食欲及二便正常。脉象左关沉弦急，余沉细，舌质淡，中心微有腻黄苔。诊断属血虚，肝肾真阴不足，肝火上炎；治宜养血滋肝肾之阴，兼清降肝火并宜缓图。处方：

干生地三两　白芍一两　当归一两　川芎八钱　潼蒺藜一两　白蒺藜一两　决明子一两　煅石决明二两　女贞子二两　石斛二两　蝉衣一两　谷精珠一两　建曲二两　菟丝子一两　桑叶一两　黄菊花一两　枸杞一两　覆盆子一两　青葙子一两　茺蔚子一两　夜明砂（炒香）一两

共为粗末和匀，分三十包，每剂约八钱，每天一包，纱布包煎服。

1960 年 12 月 21 日二诊：自觉服药后头痛已减，视物较前清楚。近来在医院检查视力及视野都有好转，已恢复半天工作。但看书久时，左目仍胀。食欲、二便均正常。原方去决明子之泻火，加地骨皮一两以强阴，仍为粗末同上服法。

1961 年 5 月 29 日三诊：服药后自觉大有进步，头痛又减，视力已转佳，左眼稍差，食欲及二便正常。脉沉细迟，舌淡无苔。肝火已平，原方去菊花，改用红花五钱，桂枝（去皮）一两，以和血通络。仍为粗末，分成六十包，再小其剂每日煎服一包。以后照原方略加减，续服六个月后症状基本消失。

按：患者经西医检查，初步诊断为：①蜘蛛膜炎（视交叉部）？②颅咽管瘤？③咽后壁囊肿？主要表现为头痛及视物模糊、双颞侧视野缺损，及咽部发堵感。西医学尚乏好办法而转中医治疗。根据"目得血而能视"，"肝开窍于目"，"目者，五脏六腑之精也"，以及"肾藏精"等理论，采取滋肝肾之阴与养血清肝火之药同用，使肝血得养，肝火得宁，肾水得济，阴精得充，而后视力及视野渐趋好转，并且主要证候解除，其他诸症逐步消失。说明治病解决主要矛盾，是提高疗效的关键。

头痛三

刘某，男，38岁，1960年7月29日就诊。

经常头痛，目眩，心烦，已数年之久，性情急躁，记忆力显著减退，小便微黄，大便如常，食纳尚佳，脉象浮取微浮、沉取弦细有力，舌红边缘不齐，苔黄微腻。属肝胆火旺兼外感风邪，宜清热降火为主，佐以养阴祛风。处方：

桑叶二钱　菊花二钱　僵蚕二钱　刺蒺藜三钱　川芎一钱五分　藁本一钱五分　丹皮一钱五分　炒栀子二钱　龙胆草一钱五分　玄参二钱　甘草一钱　荷叶三钱　石决明（煅）五钱　木通一钱五分　服三剂。

复诊：头痛消失，但有时头晕，脉转弦细缓已不浮，舌苔减少，余症同前。拟滋阴养血兼调肠胃，以丸药缓图。处方：

当归尾三钱　川芎三钱　白芍四钱　干生地六钱　丹参三钱　炒栀子三钱　玄参四钱　菊花五钱　地骨皮五钱　蒺藜五钱　决明子（炒）五钱　石斛五钱　肉苁蓉五钱　胡麻

仁（炒研）五钱　黑芝麻（炒研）五钱　建曲一两　制香附一两

共研为细末，和匀，炼蜜为丸，每丸重三钱，每日早晚各服一丸，细嚼，白开水送下。连服两料，诸症悉平。嘱其颐养性情，勿使肝胆相火再炽。

按：朱丹溪有“五志烦劳，皆属于火”之说，在临床上是屡见不鲜的。本例患者情志过急，水不足以濡之，肝胆火旺，又兼风邪，风火相煽，故头痛、目眩、心烦、尿黄、脉弦细有力，乃虚中有实之象（肝火旺，实肾水不足）。采用清热降火、养阴祛风，虚实互治。先以汤剂折其既燃之势，继以滋水濡养、丸剂缓图养其已平之火。虚实缓急，各有次第，故收到一定疗效。

胸胁痛

杨某，女，51岁，干部，1961年1月5日就诊。

患者平素胃脘隐痛不舒，咳嗽吐痰，睡眠不佳，胃纳不振，二便如常。旧有烟酒嗜好，且厚味过甚。自昨日起右侧胸胁突然剧痛，脉寸浮滑，关尺沉滑微数，舌质淡红，舌苔黄腻兼黑、如杨梅色少津。此属痰火为外感风邪所闭，治宜调肺胃、清痰火、祛风邪，表里两解，以微苦微温法，仿导痰汤加减。处方：

姜制南星一钱五分　法半夏二钱　广陈皮一钱五分　炒枳实一钱　竹茹二钱　炒白芥子二钱　姜黄一钱　川芎八分　紫苏梗一钱五分　白僵蚕二钱　柴胡一钱　生甘草五分　生姜三片

一剂二煎取160毫升，分早晚二次温服，连服三剂。

复诊：右侧胸胁疼痛消失，尚有胃脘发闷，有时头晕，咳痰已减，睡眠转佳，饮食、二便俱正常，脉弦缓而滑，舌苔减退。风邪已解，痰火未清，拟再清降痰火。前方去姜黄、川芎、苏梗、僵蚕、柴胡；加建菖蒲一钱，川厚朴一钱五分，黄连五分。服三剂，脘闷、头晕、咳痰均消失，停药以饮食调养而安。

按：本例突然发生右侧胸胁剧痛，由于旧有烟酒嗜好，加之厚味过甚，痰火内盛为风邪所闭，升降阻滞所致。治法以清痰火为主，祛风邪为佐。风邪是其标，痰火是其本。先后诊治二次，风邪解后，继清痰火而获速愈。

梅 核 气

张某，男，42 岁，1964 年 5 月 27 日初诊。

1963 年 4 月起，自觉咽喉不舒畅，渐有梗阻之象，继则食道天突穴处似有堵物，咯之不出，咽之不下，西藏数医院皆疑为肿瘤，心情更加忧郁。据述某些中医认为工作繁忙，劳累致虚，服中药共二百多剂，病情亦未改善。自觉梗阻之物增大如鸡子，妨碍吞咽，甚则微痛，不能吃硬的食物。经常大便秘结难解，便秘时伴有腹胀且痛，咽喉更觉不舒。不思饮食，胸部不适，平时常有头晕头痛，形体渐瘦，特来北京诊疗。在某医院检查，已除外食管癌，食管亦未发现其他异常，惟十二指肠有痉挛现象。自觉症状依然如上，近四天未大便，脘腹胀满，伴有嗳气厌食，得矢气较舒，小便黄，工作劳累之后常有心跳心慌，睡眠不实，多梦。1961 年曾在新疆手术切除肠系膜囊肿。脉沉弦迟，舌质正红、苔薄白带秽。综合脉证，病属气滞热郁，三焦不利。治宜开胸降逆。处方：

全瓜蒌（打）五钱　薤白三钱　法半夏三钱　黄连八分

炒枳实一钱　郁李仁（打）二钱　川厚朴一钱五分　降香一钱　路路通二钱　姜黄一钱　三剂。

1964年6月1日再诊：服药后喉部堵塞感减轻，肠鸣矢气多，腹胀转松，食欲好转，大便每日一次，量少成形，睡眠略安，脉沉弦有力，舌质正常，秽腻苔减。续调三焦、宣通郁热，以原方加通草一钱，续服五剂。

1964年6月6日三诊：服药后腹胀已除，矢气亦少，小便已不黄，饮食接近正常，惟大便干燥难解，有时只能便出杏核大的黑色粪块，咽部已觉舒畅。脉沉弦细，舌正苔退。原方去黄连加柏子仁二钱，火麻仁（打）三钱，连进五剂。

1964年6月8日四诊：服上药两剂后，大便转正常，精神转佳，若吃硬物咽喉尚有轻微阻滞。因工作关系，明天即将离京，患者自觉病除八九。脉缓有力，舌质正常无苔。郁热已解，肠胃渐和，宜继续调和肝胃并清余热。嘱将五剂汤药服完后，继续再服丸剂一月，以资稳固。每日上午煎服越鞠丸二钱，以解郁热；每晚用蜂蜜一两，冲开水和匀服，以资阴液。并嘱改善性情急躁，庶不再生此病。

按：该患者心情素急，容易生气，致病之初，咽喉有梗阻之物，疑惑为肿瘤，而情绪更加抑郁，“思则气结”，病情渐增无减。盖气本无形，忧则气滞，聚则似有形而实无形，气机阻滞，则三焦不利，故咽阻、胸闷、脘胀、大便失调。久则必化热，热郁则耗津伤液。蒲老综合此证，抓住气滞热郁、三焦不利的重点，用全瓜蒌开胸散结，薤白通阳行气，法半夏、黄连辛开苦泄，枳实、厚朴除痞散满，郁李仁泄肝而兼通利阳明，以及降香解血中滞气，路路通、姜黄皆疏畅气机之品。改变前医皆作虚治，避免滋腻之品壅滞气机、助长郁热，而无实实之弊。服第一次药后，喉部堵塞感即觉减轻，矢气增多，腹胀转松，已见三焦气机初转之效。再诊加通草以利肺气，咽喉部更觉舒畅，惟大便干燥难解；三诊去黄连之苦燥加柏子仁、火麻仁润下，大便亦转正常，患者自觉病除八九；乃予越鞠丸解郁热、调和肝脾，蜂蜜滋阴润燥，以善其后。在治疗过程中，反复给患者分析病因病机，对疾病起了很大作用。蒲老常说："七情内伤之病，说理劝导，使其思想开朗，心情舒畅，杜绝致病诱因，再以药石调理，可达事半功倍之效。"

老年腰痛兼二便秘涩
（前列腺肥大）

张某，男，86岁，干部，住某医院，1960年4月25日会诊。

患者腰背酸痛，足冷，小便短而频、不畅利，大便难，口干口苦，饮水不解，舌淡少津无苔，脉象右洪无力，左沉细无力。脉证兼参，属阴阳两虚，水火皆不足，治宜温肾阳、滋肾阴，以八味地黄丸加减。处方：

熟地三钱　云茯苓二钱　怀山药二钱　泽泻一钱五分　熟川附子一钱五分　肉桂（去粗皮盐水微炒）五分　怀牛膝二钱　杜仲（盐水炒）三钱　破故纸三钱

水煎取汁，加蜂蜜一两（兑服），连服三剂。

复诊：服前方，腰背酸痛、口干口苦俱减，足冷转温，大便畅，小便如前，舌无变化，脉略缓和，原方再服三剂。

三诊：因卧床日久未活动腰仍微痛，小便仍频，西医诊断为前列腺肥大，其余无不适感觉。高年腰部痛虽减，但仍无力，宜继续健强肾气，以丸剂缓服。处方：

熟地三两　山萸肉一两　茯苓二两　怀山药二两　泽泻一两　熟川附子一两　肉桂三钱　怀牛膝一两　破故纸二两　杜仲二两　菟丝子（炒）二两　巴戟天一两

共研为细末，和匀，炼蜜为丸（每丸重三钱），每晚服一丸，并每早服桑椹膏一汤匙，开水冲服。连服两料而恢复健康，至今五年多未复发。

按："肾者主水，受五脏六腑之精而藏之。"命门居肾中，统司水火，为人身生命之本。所以命门之火谓之元气，命门之水谓之元精。五液充则形体赖以强壮，五气治则营卫赖以和调。今以高龄之人，真阴本亏，元阳亦微，津涸气馁，不能传送，致成尿频便结、阳虚阴结征象，故主以水火两调之剂。用桂附八味丸去丹皮凉血之品，加牛膝、杜仲、破故纸、菟丝子、巴戟天补肝肾、强筋骨之药，既育阴以滋干涸，复温化以培阳气，俾肾中水火渐充，而形体得健，营卫以和，故腰疼足冷、尿秘便难均能平治。

风寒湿痹

苏某，女性，31岁。1956年3月间顺产一孩，6月14日初诊。

四日前上街遇大雨，当夜无感觉，次日即不能起床，腰部以下如瘫痪状，两腿疼痛不能移动，只能仰卧，不能翻身。经检查，腰骶关节处外部不红不肿，亦无压痛，脉象两关弦虚，两寸尺均无力。依据以上症状，显然由于产后气血虚受风寒，与内湿搏结合而为痹。治拟温经散寒、调和营卫，以黄芪桂枝汤合术附汤加减。处方：

黄芪、桑寄生各五钱　桂枝、白术、生姜各三钱　川附片、炙甘草各二钱　炒苡米一两　红枣四枚

服后腹内觉热，次日即痛减。两日后月经来潮，小腹有轻微痛。此为产后第一次行经。三剂后能独自来门诊。切脉弦兼数，方予当归、川芎、秦艽、白术、川牛膝各二钱，白芍、桂枝、生地、桑寄生各三钱，黄芪五钱，杜仲四钱，防风一钱五分，细辛、炙甘草各一钱。调和气血，并祛风湿。连进三服，痛再减，脉象渐趋缓和，基本上已告痊愈。后因素有头晕、耳鸣等肝肾不足症状，继续与天麻丸、虎骨木瓜丸及大活络丹等调理。

按：所谓痹，就是闭塞的意思，由于风寒湿三气的混合感受，使人体气血凝涩，闭阻不通，四肢疼痛不遂者，便称为风寒湿痹。本例产后未满百日，受大雨，风寒湿三气同时侵袭，故主以温经散寒、调和营卫之法，三剂即见明显效果。

呃　　逆

龚某，男，70 岁，干部，1964 年 4 月 21 日诊。

患肺结核已多年。因痰中带菌而住某医院治疗，自今年 4 月 5 日起呃逆频作，嗳声响亮，有时自觉气从小腹或胁肋部上冲咽喉，其气带有臭味，偶然伴有胸闷塞憋气，胃纳减少，稍多吃更不舒适，形体较瘦，性情常易急躁，大便每日两次、成形，小便略黄，曾用多种西药治疗。蒲老诊其脉沉细弦微数，舌质黯，苔秽腻。据脉证分析属肝胃气逆，宜疏肝和胃降逆。处方：

茯苓三钱　法半夏二钱　广陈皮一钱五分　旋覆花（布包）三钱　代赭石（布包醋制三次）三钱　竹茹二钱　柿蒂二钱　炒麦芽二钱　苏梗二钱　伏龙肝（另包，开水泡浸一小时取汁煎药）一两　三剂。

1964年4月24再诊：服药后见好转，呃逆明显减轻，饮食略好转，二便正常。脉沉弦数，舌质正常，苔减退，续宜和胃降逆。原方加宣木瓜一钱，降香五分，三剂。

1964年4月28日三诊：服上药一剂后嗳气已平，亦无气上冲现象，纳谷尚少一点。因肺部不健已多年，轻微咳嗽，有少量泡沫痰，脉弦细有力，舌质淡、苔薄黄腻。逆气已平，宜调肺胃，疏利痰湿善其后。处方：

沙参二钱　天冬二钱　百合三钱　玉竹一钱五分　苡仁四钱　扁豆衣二钱　宣木瓜一钱　麦芽（炒）二钱　橘红一钱　川贝一钱　枇杷叶（炙）二钱　四剂（隔日一剂）。

服后嘱以食物调理停药观察，病未复发。

按：呃逆为胃气失降，肝气上逆之故。首当分清虚实寒热及有无兼夹，哕声响亮频密相连为实；若声音低微半时一声为虚。暴起多实，久病多为不良之兆。寒者口和身凉，逆气清冷，舌淡，脉沉迟；热者口渴烦躁、舌红脉滑数，夹食则有饮食失节、脘腹胀满等象。该患者性素急躁，容易心情不畅，引动肝气上逆，故胃气不降而为呃。因肝脉循少腹布胁肋，厥气横逆，所以自觉有气从少腹或胁肋上冲，频频发作，其脉沉虽细而弦微数，其纳虽减而舌苔却现秽腻，属实非虚，但亦非有形之实邪为患。蒲老以疏肝和胃降逆为治，借用旋覆代赭汤灵活加减。因中气不虚，故去参、草、枣，加陈皮、竹茹、茯苓、苏梗、柿蒂、伏龙肝等，和胃理气。投三剂后呃逆即明显减轻，继用原方加降香、木瓜续服三剂，诸症皆愈。说明治病必须分清虚实是提高疗效的关键。

积　　滞

余某，男，46岁，干部，1960年6月14日初诊。

一年前因食柿子过量而致胃病，消化不良，屡服汤药无效。现在头晕身倦，精神欠佳，食欲不振，纳谷大减，胃脘隐痛闷胀，按之不移、痛尤甚，大便干燥，或欲大便而解之则无，矢气甚多，小便畅利，脉沉弦滑，舌质正常，舌苔秽腻、中心黑色。结合病因脉证，此属积滞，宜温下之法，以散剂徐攻免伤胃气。处方：

干姜、大黄、红豆蔻、炒草果仁、高良姜、陈皮、炒枳实各二钱　炮鸡内金五钱

共研为细末，每次食前取一钱，用红糖开水冲服，日三次。

复诊：纳谷增加，大便转溏，胃脘隐痛闷胀均减，脉略转缓，舌苔稍退。继以前方加味，改服丸剂缓图，以保胃气。处方：

干姜、大黄各二钱　红豆蔻、炒草果仁、高良姜、炒枳实、阿魏、三棱、莪术各四钱　陈皮六钱　炮鸡内金一两

共研为细末，炼蜜为丸如赤小豆大，每日早晚食后各取二十丸，温开水送服。

三诊：善饥思食，纳谷大增，大便微干，胃脘隐痛闷胀基本消失，惟有时尚微感不适，脉沉涩，舌苔转黄。于前方内加荜澄茄二钱，复改制为散剂服之而痊愈，体力亦恢复健康。

按：蒲老认为："脾胃以膜相连，久痛不移，多属于积。"本例患者过伤生冷，寒凝附着于脾胃膈膜之间，运化失职，气机郁滞，致成冷积。非温不通，非攻不破，故先行散剂，用干姜、豆蔻、草果、高良姜、陈皮、枳实、鸡内金等温中化积，大黄作导使。取散以散之，使寒凝得以消散开导。继行丸剂，加阿魏、三棱、莪术化坚消结，以取丸以缓之，使药力留于胃中以攻削搜剔。终以前方加荜澄茄温中降逆，复为散剂，消散冷积，使无遗留之患。由此可见，中医治病需分新久及其选用丸散膏丹的意义。

吐　血
（胃溃疡出血）

段某，男，38岁，干部，1960年10月1日初诊。

旧有胃溃疡病，并有胃出血史。前二十日大便检查潜血阳性，近因过度疲劳，加之公出逢大雨受冷，饮葡萄酒一杯后，突然发生吐血不止，精神委靡。急送某医院检查为胃出血，经住院治疗两日，大口吐血仍不止，恐导致胃穿孔，决定立即施行手术，迟则将失去手术机会。而患者家属不同意，半夜后请蒲老处一方止血。蒲老曰："吐血已两昼夜，若未穿孔，尚可以服药止之。"询其原因由受寒饮酒致血上溢，未可以凉药止血，宜用《金匮要略》侧柏叶汤，以温通胃阳、消瘀止血。处方：

侧柏叶三钱　炮干姜二钱　艾叶二钱

浓煎取汁，兑童便60毫升，频频服之。

次晨往诊，吐血渐止，脉沉细涩，舌质淡，无苔。

原方再进，加西洋参四钱益气摄血，三七（研末吞）二钱止血消瘀，频频服之。

次日复诊，血止，神安欲寐，知饥思食，并转矢气，脉两寸微，关尺沉弱，舌质淡无苔。此乃气弱血虚之象，但在大失血之后，脉证相符为吉。治宜温运脾阳，并养荣血，佐以消瘀，主以理中汤。加归、芍补血，佐以三七消瘀。服后微有头晕耳鸣，脉细数。此为虚热上冲所致，于前方内加入地骨皮二钱，藕节三钱，浓煎取汁，仍兑童便60毫升续服。

复诊：诸证悉平，脉亦缓和，纳谷增加，但转矢气而无大便，继宜益气补血，养阴润燥兼消瘀之剂，处方：

白人参三钱　柏子仁二钱　肉苁蓉四钱　火麻仁（打）四钱　甜当归二钱　藕节五钱　新会皮一钱　山楂肉一钱

浓煎取汁，清阿胶（烊化）四钱和童便60毫升兑入，分四次温服。

服后宿粪渐下，食眠俱佳，大便检查潜血阴性，嘱其停药，以饮食调养，逐渐恢复健康。

按：本例旧有胃损之症，素不饮酒，骤因受寒饮酒，寒热相攻，致血上溢，非热极吐血可比，故主以温降之法，采用侧柏叶汤。柏叶轻清，气香味甘，能清热止血，佐以姜、艾辛温，合以童便咸寒降逆消瘀，温通清降并行，故服后血即渐止。再剂加三七、洋参，益气消瘀止血，因而得以避免手术，给我们很大的启发。继以理中法温运脾阳，盖因脾胃为中州之司，而甘温有固血之用。服后微见头晕耳鸣，知其虚热上冲，则佐以地骨皮凉血不滞、藕节通络消瘀，使以童便降火。服后诸症悉平，脉和睡安。终以益气补血、滋阴润燥而善其后。蒲老指出：此非热邪传经迫血妄行，故不用寒凉止血之法。若不知其所因，误用寒凉，必然血凝气阻而危殆立至。

便 血

苗某，女，58岁。

患者大便后流鲜血，或无大便亦流大量鲜血。每次流血量约一～二茶碗之多，每日二～三次，已二十余日。两少腹有隐痛，自觉头晕心慌，气短自汗，脸肿，饮食尚可，素有失眠及关节疼痛，月经已停止二年。脉沉数，舌微淡无苔。《内经》谓："结阴者，便血一升，再结二升，三结三升。"以阴气内结，不得外行，血无所禀，渗入肠间。今去血过多，治宜温养脾肾，方用《金匮要略》黄土汤加味：

熟地一两　白术六钱　炙甘草六钱　黑附子三钱　黄芩二钱　阿胶五钱　侧柏叶（炒）三钱　黄土二两

用开水泡黄土，澄清取水煎药，服二剂。

复诊时，服上方已有好转，昨日大便三次，只有一次流血，今日又便后流血一次，仍有心跳气短，已无头晕及自汗出，饮食尚可，眠佳，舌无苔，脉仍沉数。原方再服三剂。

三诊便血已很少，心跳气短亦减，舌薄苔微黄，脉如前。此证血虽渐止，但日久伤血，中气亦伤，仍宜益气滋阴补血以资善后。处方：

生黄芪五钱　当归二钱　干地黄四钱　东阿胶三钱　甘草二钱　生地榆二钱　侧柏叶（炒）二钱　枯黄芩一钱五分　炒槐花二钱　地骨皮二钱　五剂。

三个月后随访，未再便血，心跳气短亦较前为佳。

按：古之所谓结阴，即今之所谓便血。《金匮要略》："下血，先便后血，此远血也，黄土汤主之。"黄土性温入脾，合白术、附子以复健行之气，血得温即循经而行；又用阿胶、地黄、甘草，滋肾以益脱竭之血。又虑辛温之品，易致出血，故又以黄芩之苦寒制之。本例采用全方再加侧柏叶，增强止血作用。善用经方者，常能应手而效。

自汗一

刘某，60岁，女，已婚，干部，1961年2月9日初诊。

去年秋后旅居湖南，适逢淫雨十余日，因此感觉身重身酸，困乏无力，头重，有浮肿及夜汗出，口不知味，经服中西药未见效果。旋往两广、福建等地，入冬返京，似觉好些。但两个月来夜间汗出更多，以头及上半身为主，每夜汗出如洗，下肢无汗，汗后觉背冷腹热，并有脸腿浮肿，血压偏高，常波动在150/90～184/100毫米汞柱之间，时有头晕、心慌、胸闷、烦躁、睡眠不佳，食欲差，口不知味，有粘痰，不咳嗽，大便正常，小便赤黄短少。经中药治疗数月，浮肿已基本消失，但夜汗未止。脉右寸尺沉弱、关弦，左寸细数，左关弦数，左尺沉数，舌质黯，苔厚秽腻。其本体属阴虚肝热，感受暑湿而病，因久服滋阴止涩之剂，以致湿遏郁而化热，湿聚热郁，三焦失调。治宜清热利湿，疏利阳明太阴为主，兼平肝热。处方：

菊花二钱　桑叶二钱　白蒺藜三钱　焦栀子一钱　香豆豉三钱　豆卷三钱　香薷一钱　郁金一钱五分　建曲二钱　香木瓜一钱五分　石斛三钱　白通草一钱　服三剂。

2月14日二诊：服药后夜汗已大减，入睡后已无汗，醒后头部微汗、头微痛、有疲乏感，血压仍波动，食纳较差，口仍乏味，大便正常，小便赤色减仍量少，脉转弦缓，舌苔已减退，口仍不知味。但脾胃为湿热所困已久，初步好转，宜继续调和胃气，兼清湿热。处方：

白蒺藜三钱　豆卷三钱　石斛三钱　建曲二钱　白通草一钱　香木瓜二钱　广陈皮二钱　北茵陈三钱　赤小豆三钱　扁豆衣二钱　稻芽二钱　荷叶二钱　服五剂。

2 月 22 日三诊：服药后，上部汗又减，下肢亦能有微汗（已不限于头及上半身），汗后已不恶冷，睡眠转佳，头痛已基本消失，食欲稍差，口仍乏味，尚有粘痰，大便正常，小便仍黄，脉转缓，舌质正常，苔薄白。湿热渐化，三焦渐和，治宜和胃为主，再清余热。处方：

白蒺藜三钱　豆卷三钱　建曲二钱　扁豆衣三钱　荷叶二钱　茵陈三钱　通草一钱　滑石块（布包）三钱　松节三钱　苡仁四钱　法半夏二钱　橘红二钱　竹沥二钱　服三剂。

2 月 27 日四诊：服药后夜间略有微汗，口已知味，粘痰亦减，下午有胸腰部闷热感，大便正常，小便仍黄而略少，脉势渐趋正常，舌质正常无苔。宜再清余热，兼和胃利水。原方去白蒺藜、法半夏、竹沥，加石斛三钱、猪苓一钱五分、大腹皮一钱五分。服四剂后汗止，食欲增进，一切俱正常而愈。

按：本例汗症，素体阴虚肝热。此次得病，由于秋后在潮湿地带，遇淫雨绵绵，连日不晴，由此感受暑湿，遏郁化热，湿热久羁，三焦失利，以致营卫不调，湿热郁蒸，迫使津液上凑，成为上有汗而下无汗，脉舌均非纯属阴虚木热之征。其本固属阴虚肝热，其标则为暑湿遏郁。在治疗方面，舍本从标，所以用香薷、豆卷、豆豉、桑叶、菊花、滑石、茵陈等祛暑利湿、表里两解之药，祛暑利湿为主，以调脾胃为佐，兼顾肝阴，使郁滞之湿热被却，郁热得解，则三焦得利，胃气得和，营卫得调，而汗自敛。故先服滋阴益气止汗药不效者，因湿热未去之故。由此可证，湿热之邪粘滞，虽在冬末之际，犹潜伏不解，所以治病必明其因，实为临床之重点。

自汗二
（植物神经失调）

李某，男，52岁，干部，1964年1月20日门诊。

患者于三个月前，染重感冒后，自汗迄今未愈。目前主要症状：头晕，耳鸣，头皮左侧发麻，遇事紧张或闻电话铃响即汗出，不能看书报文件，睡眠甚差，每夜服安眠药后才能睡四～五小时，醒来感觉疲乏不适，左手小指发麻，脉沉细，左关独弦，舌质正常无苔。西医诊断为植物神经失调。属肝阴不足，肝阳上亢，治宜滋水涵木，熄风潜阳。处方：

玳瑁二钱　石决明（煅）四钱　珍珠母四钱　灵磁石（醋炙）三钱　菊花二钱　白蒺藜三钱　天麻三钱　钩藤三钱　桑寄生三钱　白芍二钱　炙甘草一钱　木瓜一钱五分

前四味另包先煎一小时，纳余药再煎二十分钟，取汁分早晚二次温服。

复诊：服前方五剂，汗出减半，头皮及手指发麻亦减，脉弦细。病势初减，再进原方五剂，兼服杞菊地黄丸，每晚临睡前服三钱。

三诊：病势再减，左关脉微弦，余脉缓和，但入睡困难。乃阴虚阳浮，水火不济，仍宜滋阴潜阳为治。处方：

龙齿五钱　石决明五钱　灵磁石五钱　牡蛎五钱　菊花二钱　桑寄生五钱　蒺藜三钱　天麻三钱　黄精四钱　枣仁五钱　山萸肉二钱　红枣三枚　煎服法同前。

此方服三剂后，睡眠好转，改用丸剂，早服柏子养心丹一丸，晚服杞菊地黄丸一丸，连服二十日。

四诊：左手指发麻已消失，其余症状亦解除，不服安眠药每夜亦能睡七小时左右，脉缓和，舌质正常无苔，饮食、二便俱调。续进丸剂，以资巩固。

按：肝脏体阴而用阳，喜条达，故肝阴不足者必见阳亢。本例头晕、耳鸣，实为阴虚阳亢之征。阳动则风生，故见左侧头皮及手小指发麻。自感冒后，自汗三月不止，紧张则汗甚，亦为肝阳易动外候，故蒲老予以平肝熄风、滋阴潜阳为治。三剂而汗减半，继以柏子养心丹育阴养血、杞菊地黄丸滋肾养肝。虚则补其母，水升火降而诸症息。不治汗而汗止。

自　汗　三

许某，48岁，女，已婚，干部，1960年9月24日初诊。

患者素有头晕、目眩，汗多，一星期前突然昏倒，不省人事，当时血压80/20毫米汞柱。经医务所大夫急救，很快即醒，是后仍有心慌、气短、头晕、目眩、嗜睡、汗多，以夜间汗出更甚，食欲尚佳，二便及月经正常。曾经针灸治疗二月余，并服归脾汤加川断、巴戟天、牡蛎、浮小麦、枸杞子、小茴香等，未见显效。脉两寸尺沉细有力，两关弦数，舌质正常无苔。认为属肝热阴虚，肝阳不潜，兼心血不足；治宜滋阴潜阳，兼养血宁心；酸枣仁汤加味。处方：

酸枣仁三钱　知母一钱　川芎一钱　茯神二钱　炙甘草一钱　白蒺藜三钱　珍珠母（打）四钱　石决明（打）四钱　女贞子三钱　怀牛膝二钱　地骨皮二钱　龟甲（打）四钱　连服数剂。

10月6日二诊：服药后诸症见好，汗出大减，尚有心慌及疲乏感，饮食及二便正常。改为丸剂以滋阴养血为主而缓治之。处方：

柏子仁（炒）二两　枸杞子一两　麦冬八钱　当归六钱　石菖蒲六钱　玄参一两　茯神六钱　干地二两　炙甘草六钱　地骨皮一两　炒枣仁一两

共研细末，炼蜜为丸，每丸重三钱，每日早晚各一丸。

以后渐愈，恢复正常。

按：本例汗症，素体阴虚，故头晕目眩，甚则昏倒，是后汗多，以夜间更甚。由阴虚而营阴不固，肝阴既虚，肝阳则不潜，加之心血不足。汗为心之液，今肝热，心虚而汗出，所以用滋阴潜阳、养心安神之剂，而收敛汗之功。

自汗四

俞某，女，72岁。1964年6月9日初诊。

自觉胃脘内阵发性烘热，热气外窜，随即汗出浸衣，日发数次，睡眠欲醒尤易发作，汗后畏冷，口干不渴，轻微咳嗽，饮食、二便皆可。病起于5月中旬肺炎之后，现胸透已趋正常，惟遗此恙，前医用参、麦、五味、龙、牡及玉屏风之类未效。脉寸尺沉细，两关洪数，舌红苔黄腻。此由病后湿热未清，郁遏肺胃，治宜清泄肺胃郁热。处方：

冬瓜仁三钱　苡仁四钱　杏仁二钱　苇根六钱　竹叶二钱　煅石膏三钱　知母一钱　枇杷叶（炙）二钱　荷叶二钱　粳米四钱　两剂。

1964 年 6 月 12 日再诊：服药后自觉热气下行，一直窜至小腿而有蚁行感，汗出减少，醒后亦未见大汗出，口仍觉干、有甜味，胸膺微闷。脉弦滑有间歇，舌质红、黄腻苔减。由湿热下移，肺胃未和，仍宜清宣，因势利导之。处方：

冬瓜仁三钱　苡仁四钱　杏仁二钱　芦根四钱　竹叶二钱　生石膏三钱　茵陈二钱　豆卷三钱　防己一钱五分　姜黄一钱五分　通草一钱　三剂。

1964 年 6 月 15 日三诊：服药后，热平汗息，口干亦减，饮食、二便俱正常。脉左弦数有力，右略缓，舌质正仍有薄黄腻苔。乃余热未清之象，宜调和肺胃续清湿热。处方：

茯苓皮三钱　杏仁二钱　桑皮二钱　豆卷三钱　黄芩一钱　茵陈三钱　姜黄一钱　滑石三钱　通草一钱　苡仁四钱

连服三剂，诸状息平，一切正常。

按：汗多必参合脉舌及病因综合分析。伤寒太阳桂枝证有自汗出，阳明白虎证有大汗出，大承气证日晡潮热、手足漐漐汗出，少阳病有头汗出，温病之汗必分在卫在气，内伤杂病有自汗、盗汗之异。总之，有虚实之分。外感之汗当祛邪，内伤之汗当补、当敛，虚实夹杂应权衡施治。本例为肺炎后，湿热余邪，逗留肺胃，遏郁不解，热迫汗出，故自觉胃脘先有烘热外窜，继而汗出，亦为郁热在里欲从里达表之征，故脉见两关洪数，舌质红，苔黄腻。蒲老以竹叶石膏清阳明伏热，合苇茎汤杏仁易桃仁以疏利肺气，加荷叶宣肺启胃。服两剂后汗出减少，自觉热气下行，两腿有蚁行感。蒲老认为：熟石膏清里力强，但失辛散之力，故郁热从里而下趋。二诊改用生石膏加茵陈、豆卷、防己、通草清利湿热，因势利导。服两剂后热平汗止，一切正常。经治此例，深知治病求本之必要。观其前用参麦五味及玉屏风均为止汗之品，而汗终不止，后用清热利湿而邪去自汗止，于斯益信辨证求因的重要。

伤　　风

何某，女，83岁，1960年5月11日初诊。

患者近来头重身倦，咽干，目涩，间有干哕，胃纳不振，身微热而恶风，左侧大腿酸痛，动则乏力，汗出，睡眠不佳，二便正常，舌质正常，舌后根苔白腻，脉寸浮迟，关沉迟，尺沉弱。此乃高年气血两衰，卫气亦虚，疲劳汗出则风邪乘之。治宜益气和卫，祛风化痰。以玉屏风散加味。处方：

生黄芪四钱　防风一钱　白术一钱五分　炙甘草一钱　甘菊花一钱　化橘红一钱五分　茯神二钱　桑枝三钱　生姜二片　红枣（去核）二枚

复诊：服药后见轻，但仍感倦怠，下肢酸软无力，足酸指麻，已不咳仍吐痰，舌苔已退，脉寸沉迟，关滑尺弱。伤风虽解，正气虚弱，治宜扶元养阴兼化痰湿。处方：

东北参二钱　茯神二钱　天门冬三钱　怀山药三钱　五味子二十枚　炒杜仲二钱　潼蒺藜三钱　枸杞子二钱　化橘红二钱　龙眼肉二钱　远志八分　大红枣（去核）三枚

水煎取汁，日服二次，每次西洋参粉三分冲服。

连服五剂之后以全鹿丸常服以增气血，固护健康。

按：伤风乃外因为病，其治或温散，或凉解，何以采用甘温之法？盖因机体的卫外功能不同而权变之。本例年老气血两衰，腠理疏豁，本属风邪易伤之体，今既疲劳汗出，故风邪乘虚而入。如果不固护腠理、益气祛风，而用一般发表之法，则何异开门引盗、撤其藩篱，恐卫愈弱而风亦难除。选用玉屏风加味，发在芪、防，收在术、甘，姜、枣调和营卫，发而不伤，实为高年体虚伤风善治之法。后用扶元育阴，补助奇经，对于老年亦是最妥善之法。

感冒一

宋某，男，55岁，1960年4月20日初诊。

患者本体素弱，平时易罹感冒。此次感冒持续月余，服药不愈，头痛，畏风，自汗出，身倦乏力，关节不利，二便正常，舌淡无苔，脉象沉迟无力。此属阳虚感冒，营卫不固，治宜温阳益气，宗玉屏风散加味。处方：

黄芪五钱　防风一钱　白术三钱　川熟附子三钱

先煎附子三十分钟，再纳余药同煎，去滓取汁，分二次温服。

复诊：畏风消失，恶寒亦减，头痛见轻，仍时汗出，脉弦缓，右沉迟，左沉弱，舌苔白腻。属卫阳既虚，内湿渐露，改用温阳利湿为治。处方：

生黄芪四钱　白术三钱　川熟附子二钱　苡仁五钱　山茵陈三钱　桑枝（炒）一两

三诊：诸症大减，气机舒畅，尚微感恶凉，脉缓有力，前方去桑枝加良姜二钱，以温胃阳。

末诊：服药后已不畏冷，脉右沉迟，左弦缓，继宜温阳补中，改用丸剂缓调以善其后。早服附子理中丸二钱，晚服补中益气丸二钱。逐渐恢复而获痊愈。

按：本体素弱，阳虚卫外力弱，故平时易患感冒。此次感冒月余，汗出不解，腠理空虚，玄府洞开，卫阳不固。故先以玉屏风散加附子，温阳益气固表，使营卫得偕，继以温阳利湿，终以温阳补中而获痊愈。若不辨体质，泛用一般治疗感冒通剂，则表气愈疏，卫愈不固，病必不解。病随体异，用药亦有所不同。

感 冒 二

王某，男，54岁，干部，1960年5月3日初诊。

患者素有大便不爽，腹痛肠鸣，睡眠不佳等症，近日又觉头晕，身倦微热，脊背酸痛，咳痰，左胸胁发紧，大便稀溏，腹胀尤甚，舌质正常，后根苔黄腻少津，脉寸浮数，尺沉迟，左关弦细数，右关沉细数。蒲老认为：此其人脾胃素弱，复受新感，中气不支，脾气下陷。法宜和胃祛风，标本兼治。处方：

苏叶一钱五分　香附一钱五分　陈皮一钱五分　前胡一钱五分　僵蚕一钱五分　防风一钱　天花粉一钱五分　甘草五分　炒麦芽一钱五分　建曲二钱

二诊：服药后，痛胀、背酸俱消失，大便如前，仍有头晕，微咳痰多，脉象寸浮数，关尺和缓，舌苔减退。病势虽减，但风邪未尽，脾胃未和，继以祛风宣肺，并调脾胃为治。处方：

苏叶一钱　菊花一钱五分　荆芥穗一钱　蔓荆子二钱　前胡一钱五分　僵蚕一钱五分　桔梗一钱　广陈皮一钱五分　生甘草三分　香豆豉三钱　葱白（连须）二寸

三诊：头晕已减，咳痰如前，消化尚欠佳，舌苔再减，脉沉滑。外邪已解，肺胃未和，治宜养阴润肺和胃化痰。处方：

茯苓二钱　法半夏二钱　化橘红一钱五分　炙甘草五分　炒麦芽二钱　焦山楂一钱五分　建曲二钱　桑叶二钱　石斛三钱　枇杷叶二钱

服后咳平，食纳增加，大便正常而愈。

按：脾胃关乎中气，是升降运行的枢纽。若中气不足，则脾胃运输必弱，而肠鸣便滞诸症以作。且卫出中焦，中气弱卫亦不固。今患者中虚不足而见外感，所以治法以和胃为主，祛风为佐，乃安内攘外之法。外邪解后，专调肺胃而获速愈。可见治中虚胃弱之体，不专重在发表。若专重发表，恐中气愈伤，津液被劫，而病程亦将会有延长的可能。

湿热一

罗某，女，62岁，已婚，干部，1961年4月1日初诊。二十年来经常腹泻，近年来才基本治愈。去年夏季开始有舌干并见舌苔发黑色，曾服中药而好转，至去年9月有心绞痛现象，那时舌仍黑而干，以后因出差，于去年11月发现脸腿浮肿，并头晕觉身有摇晃感，舌苔一直发干而色黑。今年1月请某中医治疗，身已不摇晃，舌干及苔黑亦好转。以后服人参归脾丸，近来浮肿尚未痊愈，舌苔又觉干黑，失眠很久，常服安眠药，食欲较差，二便正常，无吐痰及发热。脉沉濡，舌质淡，苔薄白滑罩灰。断为脾湿，乃实非虚，湿郁化热，治宜和脾利湿。处方：

连皮茯苓三钱　苡仁四钱　萆薢三钱　石斛三钱　茵陈

三钱　豆卷四钱　枯黄芩一钱　广陈皮一钱五分　法半夏二钱　建曲二钱　通草一钱五分　大腹皮一钱五分　服四剂。

4月10日二诊：舌干已减，最近易出汗，仍失眠，常服安乐神，睡眠不佳时则大便增加数次，但不太溏，食欲转佳，仍腹胀，脉沉缓，舌正灰苔见退。认为汗出乃湿从表解，故食欲转佳，仍宜调脾胃、清湿热。处方：

保和丸六两。每日煎三钱，早晚二次分服。

5月23日三诊：服药时舌干及黑苔基本消失，停药时逾二旬后，又觉舌干，食欲较差，大便有时不畅，身酸痛，仍失眠而有头痛，无口苦，下肢尚有轻度浮肿。据某医院检查，认为与心脏有关。脚趾有湿气发痒，小便正常，面黄，脉沉濡，舌质淡，苔白滑腻。仍属脾弱湿滞，治宜温脾化湿。处方：

苍术一钱五分　防己一钱五分　泽泻一钱五分　连皮茯苓三钱　苡仁四钱　萆薢三钱　石斛三钱　茵陈三钱　豆卷四钱　广陈皮一钱五分　法半夏二钱　建曲二钱　通草一钱五分　服五剂。

6月9日四诊：服药后，症好转，近来因工作忙而停药十多天，又觉口渴舌干，夜间较甚，食欲不佳，大便不畅，每天一～三次，量少而干，矢气多，夜间腹鸣，失眠仍常服安眠药，脉右沉微滑、左沉濡，舌质淡，苔薄白腻、后根秽。仍属湿郁中焦而化热，治宜清宣，微苦微辛淡渗法。处方：

厚朴二钱　大腹皮一钱五分　广陈皮一钱五分　茵陈二钱　白蔻仁（打）八分　苡仁四钱　豆卷三钱　滑石块（布包）三钱　藿香梗二钱　建曲二钱　枯黄芩八分　通草一钱

服四剂后续服保和丸，仍每日水煎三钱，早晚二次分服。在较长期服保和丸之后，症状基本消失，未见复发。

按：患者素体脾弱湿重，经二十年左右之慢性腹泻，治愈不久，而又表现为舌干苔黑、脸腿浮肿等症。根据前人的经验，黑苔而燥，属热结阳明；黑苔而润，属寒中太阴，湿困脾胃，或中暑，或湿痰郁热等亦可见之。《内经》所谓："诸湿肿满，皆属于脾。"今患者久病于湿，时值春季，所以既非中暑，平时无痰，体不肥胖，脉沉濡不滑而亦非痰郁，寒象亦不明显，所以认为脾为湿困及湿久化热。治以和脾利湿清热等药，症状很快好转，但停药稍久，仍易复发。因湿为粘腻之邪，不易尽除，以后常服保和丸，调理脾胃、清利湿热，俾脾胃健运，湿不停滞，而症状逐步消失。

湿热二
（无黄疸型急性传染性肝炎）

许某，56岁，男，已婚，干部，1963年1月15日初诊。

两月来腹胀，右肋下隐痛，不思食，不知饥，厌油腻，口苦，口渴思饮，下肢股内、外廉时有颤动，睡眠不佳，常服安眠药，大便不成形，每日二三次，小便黄少。一个月前曾在某医院检查肝肿大，血清谷丙转氨酶较高（270单位），昨日复查为680单位（该院正常范围在100单位以下），眼白珠青，微带黄色，面色微黄，脉弦细数，舌质红，苔微黄白腻，素性急，过劳。此属脾胃失调，湿聚热郁，以致肝失疏泄，三焦不和；治宜调脾胃，清湿热，疏利三焦。处方：

茵陈三钱　茯苓三钱　猪苓二钱　滑石三钱　焦栀子一钱五分　豆卷四钱　大腹皮二钱　通草一钱　防己一钱五分　厚朴二钱　炒枳实一钱　郁金二钱　石斛四钱　炒麦芽三钱　服七剂，隔日一剂。

即日午后入某医院住院，仍服此中药。

1963 年 2 月 5 日二诊：服药后，口苦及腹胀见轻，食欲好转，小便仍色黄，大便每日二次已成形，经该院进一步检查（胆囊有炎症，谷丙转氨酶已降至 125 单位），诊断为急性无黄疸型传染性肝炎。脉转弦缓，舌质红稍退，苔薄白黄腻。仍宜和肝胆、调脾胃，原方去防己、大腹皮，加广陈皮一钱五分、竹茹二钱、法半夏二钱，并改为焦栀子二钱。七剂，隔日一剂。

1963 年 2 月 23 日三诊：服药后病情稳定，食欲增强而知饥，口苦见轻，二便同上。血清谷丙转氨酶近来检查为 140 单位，脉弦缓。舌质正常，腻苔见退。仍宜继续调肝脾、清湿热。处方：

茯苓三钱　生白术一钱五分　泽泻一钱五分　猪苓一钱五分　茵陈三钱　滑石三钱　通草一钱　豆卷三钱　苡仁五钱　扁豆衣二钱　海金沙三钱　麦芽二钱　七剂，隔日一剂。

1963 年 3 月 14 日四诊：服药后，饮食、二便皆恢复正常，已无口苦及腹胀，稍有疲乏感，近来谷丙转氨酶为 87 单位，脉缓有力，左关微弦数，舌质正常，苔已退净。仍以和脾胃、调肝胆，以资稳固。处方：

党参一钱五分　白术一钱五分　茯苓三钱　炙甘草五分　山药三钱　莲肉三钱　苡仁四钱　石斛三钱　鸡内金二钱　炒谷芽二钱　大枣三枚　五剂，隔日一剂。

以后检查，一切正常，遂出院停药，以饮食调理而恢复健康。

按：此例西医诊断为胆囊炎、无黄疸型急性传染性肝炎。中医诊断为湿热病，属脾胃失调，湿聚热郁。因之肝胆疏泄失职，而三焦不利，尚未成疸病。治以调理脾胃，清疏肝胆，分利三焦，除湿清热之法，而症状渐次好转，转氨酶显著下降，继以调和脾胃而善其后。由此观察，深知辨证论治确有一定的原则，用药亦有一定的规律。本例以脾胃失调为重点，始终以调脾胃、疏肝胆、利三焦、清湿热法治之，而收到满意的效果。《内经》的“必伏其所主，而先其所因”，应为临床工作者所注意。隔日一剂，此缓其治也。因病属脾胃失调，消化力弱，若药量过大、过急，则难胜其任；更说明古方治病，或用末药，每煎数钱有其道理。

伏暑夹湿

罗某，男，62岁，干部，1960年9月1日初诊。

本体中虚脾弱，长夏宿营于海滨，至秋后白露前数日，稍感精神不佳，体重减轻，脉搏稍快，微有低热。服用抗菌素数日，高热转增达40℃以上，随出现呕吐，胸腹胀满，大便溏泄，每日六七次，手足凉，额腹热，微汗出，小便频数，便时茎痛，四肢关节酸痛。脉两寸微浮数，右关沉数，左关弦数，两尺沉濡，舌质红，苔白腻。结合病因脉证，中医辨证为伏暑夹湿，热郁三焦。治以清暑利湿，苦辛淡渗法。处方：

藿香二钱　杏仁一钱五分　香薷一钱　连皮茯苓三钱　黄芩一钱五分　滑石三钱　薏苡仁五钱　防己一钱五分　猪苓一钱五分　竹叶一钱五分　通草一钱五分　荷叶二钱　服二剂。

复诊：热减吐止，解小便时茎痛消失，关节酸痛见轻，大便每日减至四五次。身倦乏力，食纳尚差，脉寸沉细、关沉滑、尺沉迟。病势虽减，但湿热未尽，胃气未复，宜和胃气并清湿热。处方：

山茵陈二钱　藿香梗二钱　新会皮一钱五分　连皮茯苓三钱　川厚朴一钱　豆卷三钱　白蔻仁八分　滑石块三钱　扁豆皮三钱　猪苓一钱五分　薏苡仁四钱　炒稻芽二钱　通草一钱　荷叶三钱　服二剂。

再诊：热再退，周身漐漐汗出，小便正常，大便一日二次，食纳仍差，食后腹微胀，昨日一度出冷汗，六脉沉细微数，舌转正红苔退。湿热已尽，胃气尚差，宜益胃养阴为治。处方：

玉竹二钱　沙参二钱　茯神三钱　石斛四钱　桑寄生三钱　炒稻芽二钱　新会皮二钱　莲子肉四钱　扁豆皮三钱　荷叶三钱

连服三剂，诸症悉平，饮食、二便俱正常。停药以饮食调养月余而康复。

按：本例由长夏宿营于海滨，本体中虚阳弱，感受暑湿，潜伏体内，迨至仲秋复感新凉引动伏邪而发。吴鞠通说："长夏受暑，过夏而发者，名曰伏暑。霜未降而发者少轻，霜既降而发者则重，冬日发者尤重。"治病必求其本。要明其所因，结合季节与患者体质强弱，处理才能中的。本例为伏暑夹湿，热郁三焦。经问明病因及季节，结合脉证、体质全面分析，确定先以清暑利湿，继则和胃利湿，再以和胃养阴，先后各有次第，因而收效比较满意。

凉　燥

李某，女，47岁，已婚，1963年8月20日初诊。

平时易感冒及咳嗽，扁桃体常肿大。近三星期来又因感冒而咽喉发痒，干咳无痰，头胀头昏，昨天起微有黄粘痰，食欲佳，睡眠较差，有时服安眠药，二便正常。于医务所曾服过三剂中药止咳清热，病如故。昨夜刮背后稍见轻。诊脉浮滑，舌正无苔。属外感凉燥夹伏暑，因早服凉涩之剂，病未减，治宜辛开。处方：

苏叶一钱五分　杏仁一钱五分　桔梗一钱　橘红一钱五分　紫菀一钱五分　射干一钱　法半夏二钱　细辛五分　甘草五分　生姜三片　服二剂。

8月23日二诊：服药后咳嗽尚剧，无痰，食纳佳，二便正常，脉转浮数，舌正红，苔薄白腻。改用辛凉淡渗法，凉燥伏暑并治。处方：

麻黄一钱　杏仁二钱　生石膏三钱　甘草五分　僵蚕二钱　前胡一钱五分　炒苏子一钱五分　桑皮二钱　桔梗一钱　莱菔子一钱五分　香薷八分　葱白三寸　服二剂。

8月26日三诊：服药后咳嗽已基本消失，无痰，饮食、二便正常，脉转沉滑，舌淡苔白腻。凉燥伏暑已解，伏湿未清，治宜辛淡。处方：

连皮茯苓三钱　桑皮二钱　杏仁二钱　橘红一钱五分　白前一钱五分　炒苏子二钱　厚朴二钱　苡仁五钱　炙杷叶三钱　茵陈二钱

服二剂后，诸症消失而愈。

按：本例患者，先受暑湿，伏于肺胃，复感新凉，新感引动伏邪为病。蒲老认为：感暑者宜辛凉宣泄，感湿者宜苦温淡渗，感凉者宜微辛疏解。今初起时，早服清热止咳之剂，以致肺气更闭，故首用微辛微温之剂以开之；而二诊用辛凉微温，暑湿凉燥并治之法，则闭开嗽止；三诊脉见沉滑，凉燥伏暑已去，余湿尚存，故以调肺胃利湿之剂而愈。所以治病不可不明兼夹等证。在暑后湿盛之际，秋风渐凉，人多贪之，感受新凉，小寒之气与所伏之暑互结，手太阴肺气被阻，而阳明湿热上蒸，故见以上症状。若单止咳清热，则病不服。必须辨清兼夹，随证施治，庶可邪却正安。

伏寒化燥

张某，女，41岁，1964年1月16日初诊。

半月前感冒，寒热虽不明显，但呛咳甚剧，咳时牵引腹部疼痛，鼻流清涕而时微恶寒，手足心热，心烦不安，影响睡眠，口干思饮，饮水不能止渴，汗多夜间尤甚，纳谷无味，小便稍黄，大便日行三～五次，成形色黄，经屡服四环素及咳嗽药水。现脉右寸浮虚，关浮弦，尺沉滑，左寸尺沉，左关弦滑，舌质淡，苔白黄腻。结合脉证，由伏寒化燥，肺气失宣，宜辛凉疏泄。处方：

麻黄根一钱五分　杏仁（去皮）一钱五分　生石膏三钱　甘草五分　五味子（打）八分　法半夏二钱　知母一钱　前胡一钱　瓜蒌壳一钱　枇杷叶（炙）二钱　生姜三片　大枣（劈）二枚　二剂。

1964年1月18日再诊：服两剂后，咳嗽减轻，咳声转畅，口渴已微，心烦胸闷皆随之减轻，饮食略增，大便次数减少，小便稍黄，脉弦滑，舌质转红，苔薄黄腻。伏寒透达，病势稍减，治宜清解。处方：

法半夏二钱　茯苓二钱　橘红一钱五分　苏叶一钱五分　厚朴一钱五分　桔梗一钱　桑皮二钱　生石膏二钱　黄芩八分　竹茹一钱　生姜三片　三剂。

1964年1月21日三诊：服药后诸恙再减，睡眠已转佳，纳谷及二便已趋正常，尚有轻微咳嗽，鼻涕中有时夹少量血丝，脉微弦数，舌质红，黄腻苔再减未净。燥气渐平，宜清肃肺胃。处方：

桑皮二钱　地骨皮二钱　竹叶一钱五分　芦根四钱　黄芩一钱　瓜蒌壳一钱五分　象贝二钱　桔梗一钱　通草一钱　枇杷叶（炙）三钱　竹茹一钱五分

服三剂后诸恙已平，已恢复健康。

按：患者外感冬令寒邪，失于及时辛散、达邪外出，致使寒邪潜伏。寒郁表闭，肺失清肃，表郁化热，治病求本，当透邪出表；若用凉润清燥热之标，则更冰伏其邪，病必迁延增变。蒲老取麻杏石甘加味，外透肌表，内清郁热，妙在不用麻黄，取用麻黄根代麻黄。因患者多汗，取其和卫止汗，能透能涩。蒲老从临床中体会到麻黄根气辛味涩，有宣通肺气、固正达邪之功用。灵活运用于表邪未解、热郁汗多此类疾患，临床屡用多效，实乃经验所得。

寒　湿

沈某，男，63 岁，本院干部。1964 年 4 月 23 日诊。

发热 4 天，午后体温较高，身倦纳少，口淡不思饮，咽间有痰粘滞。曾自服辛凉清解之剂，反致便溏，小便少，未获汗出；又续进苦寒清泄，病情转重，不能工作。初诊脉弦滑，舌质黯淡，苔秽腻。认为由寒湿外袭，肺胃郁闭，三焦失调；治宜芳香解秽，通阳利湿。处方：

连皮茯苓三钱　法半夏二钱　陈皮二钱　苍术一钱　厚朴一钱五分　藿香一钱五分　杏仁（去皮）二钱　苡仁四钱　白豆蔻（打）一钱　茵陈二钱　神曲二钱　通草一钱　两剂。

1964年4月25日再诊：服药后得漐漐汗出，小便增多，体温恢复正常，纳谷稍振，已能恢复工作。脉沉滑，秽腻苔减。再调理三焦，和胃利湿。处方：

连皮茯苓三钱　法半夏二钱　陈皮一钱　厚朴一钱五分　藿梗一钱　杏仁（去皮）二钱　苡仁四钱　白豆蔻（打）一钱　茵陈二钱　扁豆衣二钱　神曲二钱　麦芽（炒）二钱

再进两剂，诸恙悉平。

按：此例发病时间，节虽季春，而气候反常，阳未胜而寒气未解，兼之阴雨绵绵，人在气交之中，起居不慎，感而成病。患者身倦无汗，午后热甚，乃进寒凉，希其退烧，反引中阳失运，便溏、尿少、不思饮食。蒲老用芳香解秽、通阳利湿，药合病机，其效显著。蒲老认为：外感六淫，皆能致病发热，治当辨为何邪而祛之。湿为阴邪，寒湿同体，非温不通，非辛不散，非淡不渗。若不辨其所因而分析病因病机，轻微之恙亦必纠缠难解。观此例可知。

痢疾一

（急性中毒性痢疾）

李某，女，1岁半，住某医院，1963年8月26日初次会诊。

患儿于八天前因高热八小时抽风三次，腹泻脓血便多次而入院。当时神志不清，腹胀满，肝在肋下3厘米，呼吸、血压正常。按中毒性痢疾轻症治疗，经用西药冬眠疗法治疗不再抽风。第二天开始，一直寒战高热，持续败血症样热型（每日有一次37℃～41℃体温波动），腹更胀，肝增大为肋下5厘米，肠鸣音很弱，血中钾、钠、氯化物测定正常；逐渐发展到中毒性肠麻痹，频次呕吐，吐出咖啡样物，下利增多，每天十七~二十六次，脓血便顺肛流出，四肢凉而色绀，白细胞低下，减到1050/立方毫米，中性粒细胞30%，大便培养为福氏痢疾杆菌，血培养阴性，经用多种抗菌素亦不敏感。无汗，口渴喜饮，小便尚多，面色青黄，腹胀大、按之软，脉沉微滑无力，舌质正红无苔有津。诊为暑湿互结成痢，正虚邪陷；治宜和中升陷，兼以宣透。处方：

沙参二钱　扁豆衣二钱　香薷八分　木瓜八分　粉葛根一钱五分　炙甘草八分　生姜二片　大枣二枚

慢火煎至180毫升，每四小时服30毫升。每次服药后服荷叶与炒焦粳米同熬之米汤以助胃气。速进二剂，服后症状无变化，用原方去姜、枣，加黄连、六一散、银花炭等，每日进一剂。

9月2日复诊：下利仍二十多次，色转青黑而粘，带脓血，有里急后重感，体温仍波动在36.5℃~39.5℃。恶心干呕，偶吐涎沫，烦躁，腹仍胀满，按之软，手足厥热，日夜无休止，仍无汗，微咳无痰，神清呆滞，脉沉弦细数无力，舌质黯红少津，苔现黄腻。寒热错杂，虚实互见，病邪深入厥、太二阴，兼阳明胃液被劫，最危之候；拟治厥阴阳明为重点，投以乌梅丸加味，但因胃气衰难任重剂，乃小其制。处方：

西洋参三分　桂枝三分　生川附子三分　黄连八分　北细辛三分　黄柏三分　当归二分　干姜五分　乌梅一大枚　川花椒（炒出汗）二分　伏龙肝一两

先用伏龙肝泡开水600毫升去渣，入诸药慢火煎半小时，取150毫升加蜂蜜15毫升调匀，每次15毫升，一～二小时服一次，服二剂。

9 月 4 日再诊：药后体温略退，无寒战，烦躁及腹满俱减，下利仍 10 余次，呈青色粘便，仍呕吐，精神好转，肢仍凉，面色转红润，仍无汗，尿色黄而稍多，脉沉数虚，舌质转正红，苔现黄腻，板齿干。伏邪已露，内陷之热有外出之象；但病久胃虚，邪陷二阴一阳，幸厥热烦躁已平，腹满亦减，阳明津液不足。治宜以阳明为重点，益胃生津，兼理厥、太二阴。处方：

西洋参五分　黄连七分　炮干姜五分　花椒（炒出汗）二分　乌梅一大枚　法半夏一钱五分　炒枳实五分　炙甘草三分　玉竹五分　粳米五钱　伏龙肝一两

先煎粳米及伏龙肝至米熟，去米粒及渣。用此汤煎药，取 150 毫升，每次服 15 毫升，一～二小时一次，服二剂。

9 月 6 日再诊：大便仍十余次，脓血及里急后重大减，现已不发热，尚有干呕，不思饮，无汗，肢稍凉，腹胀已消。今天白细胞已较前上升，达 2350/立方毫米，中性 34%，脉沉弦细，舌红苔黄津回，板齿已润。仍以益气生津，兼调和肝脾。处方：

西洋参五分　麦冬一钱　五味子五分　香木瓜一钱　生扁豆三钱　荷叶二钱　粳米三钱　莲子二钱　山药一钱　连服三剂。

9 月 9 日末次复诊：三天来体温已基本正常，大便每天三～六次已成形，无脓血及里急后重，能饮米汤及稀粥，不吐，皮肤潮润，四肢温暖，脉和缓，舌正苔净。病势已退，胃气渐复，原方再进二剂，一切正常，白细胞已恢复到 9100/立方毫米，中性粒细胞 52%，痊愈出院。

按：患者系急性中毒性痢疾，发展到肠麻痹，脓血便顺肛流出，每天二十多次，并有败血症样热型（每天数次寒战，从37℃～41℃），粒细胞减少，大便培养为福氏痢疾杆菌，对各种抗菌素均有耐药性，腹部膨隆较甚，病已及旬。根据脉证，由暑湿互结为痢，正虚邪实之象。初用去暑湿、和脾胃、调营卫等法，但邪气仍深入，内陷厥、太二阴，厥热腹满，下利干呕，烦躁不宁，齿干津竭，厥阴症状明显，故主以乌梅丸煎剂，加伏龙肝以和脾胃止呕逆。二剂后，厥热烦躁皆平，症状好转，下利减呈青色粘便；后以益胃生津，兼清余热之品，二剂后津生热退而安，腹胀及脓血便俱消失，白细胞亦逐渐增加；继用益气生津、健脾等药而渐愈，最后白细胞亦恢复至正常。由此可知，疾病之邪气与正气的关系是值得注意的。如邪盛正衰时，机体的抵抗力弱，虽用各种抗菌素，效终不显；必须用扶正驱邪之法，使正气来复，则药物对病菌才能更好地发挥作用。同时，必须注意到胃气的盛衰。如胃气不任重剂，则当小剂量，否则也是不能收到效果的。

痢 疾 二

（急性中毒性痢疾）

陈某，男，4岁半，住某医院，1963年8月26日初次会诊。

九天前突然发热，恶心呕吐，四小时内即抽风2次，昏迷而急诊入院。大便呈脓血样，有里急后重，当时诊为急性中毒性痢疾，用冬眠药物及温湿布裹身等措施，而四肢一阵阵发紧。翌日面色更灰黯，寒战高热更甚，曾突然呼吸暂停，见下颌运动，经人工降温十六小时，才呼吸均匀。复温后，第二天开始每日败血症样热型，上午寒战，肢凉发绀，午后高热42℃～43℃，一直谵妄躁动，下痢脓血日十～二十余次，里急后重。化验：白细胞总数600/立方毫米，中性粒细胞30%；大便培养福氏痢疾杆菌阳性，耐药试验对多种药物不敏感。尚能食半流质，腹胀不硬，不呕吐，无汗，四肢清冷，神志不清，呈半昏迷状态，膈部煽动，呼吸促，面色晦黯，小便黄，脉右沉濡，左弦大急，唇淡，舌质淡不红，苔薄白腻。由暑湿内伏，新凉外加，里结表郁，以致升降阻滞，营卫不通；病已八日，而午前寒战，午后高热无汗。若单治里，伏邪不得外越，必然内结，邪愈结而正愈虚，正虚邪实，已至严重阶段。幸胃气尚存，急宜升阳明、和营卫，开肌表汗孔之闭，达邪外出，以解里急；拟用桂枝加葛根汤。处方：

粉葛根二钱　桂枝一钱　白芍一钱　炙甘草一钱　生姜二片　大枣二枚

慢火煎取180毫升，每四小时服30毫升，服一剂。另用炒粳米加荷叶煮稀粥，药后服。仿桂枝汤法以助汗。

8月27日二诊：服药后，是夜漐漐汗出，从头部至上肢、手心达大腿，但小腿以下仍无汗，体温渐降，四肢转温和。今晨已无寒战，午后又发热39.6℃，大便昨天共二十二次，为脓血，有里急后重。呼吸仍促，头部有微汗，下肢仍无汗，胃纳尚可，小便黄而少，脉转沉数，舌淡苔薄白腻。此表气略通，因正虚不能达邪，以致汗出不彻，邪不透达。治宜扶正祛邪，表里合治。处方：

党参一钱　生扁豆二钱　砂仁五分　杏仁一钱　木瓜八

分　香薷五分　藿香八分　粉葛根一钱　炙甘草五分　生姜一片　大枣一枚　煎服法同上，服一剂。

8月28日三诊：服昨方后，遍身微汗透彻至足，体温波动在36℃～39.5℃，昨天大便减为十四次，呈绿脓样酱色便，里急后重已不显。腹满减轻，精神好转，面黄，脉右沉濡，左沉弦，舌淡，苔转黄腻少津。至此表气已通，里热渐露，治宜生津益气，兼清湿热。处方：

玉竹一钱　生扁豆二钱　茯苓三钱　香木瓜八分　杏仁一钱五分　厚朴一钱　茵陈二钱　滑石三钱　生稻芽二钱　藿香五分　通草一钱　荷叶二钱　服二剂。

8月30日四诊：大便每天仍十多次，但脓血及里急后重再减，汗复止，夜间最高体温39℃，遍身皮肤出现红疹，无明显瘙痒，食纳尚可，小便黄，白细胞已渐增至2100/立方毫米，中性56%，脉沉数，舌淡苔黄腻。病减而疹见，乃伏热外出之象，治宜续清湿热。处方：

茯苓皮二钱　扁豆衣二钱　茵陈二钱　豆卷三钱　黄芩一钱　杏仁一钱五分　银花叶二钱　淡竹叶一钱五分　苡仁四钱　滑石三钱　通草一钱　荷叶二钱　服一剂。

8月31日五诊：体温已降至36.8℃～37.1℃，大便次数大为减少，脓血基本消失，无里急后重。精神较佳，遍身微汗续出，全身红疹仍露，脉沉数，舌苔灰腻。表里渐和，湿热未尽，宜续清余热，兼调理脾胃。原方去竹叶、黄芩，加甘草五分，麦芽一钱五分，服二剂。

9月2日六诊：体温已正常，大便日三次，无脓血，黄粘不成形，红疹已消失，腹满亦平，精神转佳，食欲增进，脉和缓，舌淡，惟苔仍秽腻而厚。仍宜调脾胃，通阳利湿为治。处方：

茵陈一钱五分　藿香梗一钱　扁豆衣二钱　厚朴一钱　广陈皮一钱　炒麦芽二钱　薤白一钱　滑石三钱　神曲一钱五分　通草一钱　荷叶二钱　服二剂。忌食油腻。

药后舌苔退净，诸症消失，白细胞恢复至正常范围（总数8150/立方毫米，中性66%），痊愈出院。

按：患者系急性中毒性痢疾，起病急而抽风昏迷，每天十～二十多次脓血便，每日上午面发白，肢凉，恶寒战栗无汗，午后高热至42℃～43℃，曾用多种抗菌素治疗未效，并有白细胞减少。蒲老谓正虚邪实，已至严重阶段。凡痢疾多属里证，治当从里；但每日午前恶寒肢冷，战栗无汗，可见其卫阳闭阻，热不得越；午后高热无汗，呼吸迫促，下利腹满，乃邪陷于里，不能外达。病情至此，殊难措手。幸胃气尚存，津液未竭，急救之法，借用桂枝汤和营卫以开闭，加葛根升提阳明以举陷。盖开肌表之闭，即可解里急之危，使内陷之邪由表而出。又如桂枝汤法以粳米、荷叶为粥，助胃达邪。服后表气略通，得微汗未彻，而寒战消失，肢凉转温，高热稍减，里急略缓，呼吸仍促。改用治暑湿之品，表里合治，扶正祛邪，药后全身微汗，高热再降，下利渐减。此时内陷营分之伏热又由疹出而消散，后以生津益胃，通阳利湿，邪去正复，症状逐渐消失而获痊愈。由此可知中医学在治疗急性热病方面，重在先解其表，不使邪气深入和内陷，表里和。营卫通，则邪有外出之路。本例乃治变救逆而施，非治痢之常法；但达邪外出之旨，仍不失中医治病理法，是有一定的原则性和灵活性的。

痢疾三
(慢性痢疾)

曾某，男，57岁，干部，已婚，于1964年2月6日初诊。

西医诊断为慢性痢疾。素有胃病，脘腹疼痛，有时便溏，最近又感胃脘及腹痛，食纳差，大便有粘液，日三～四次，无里急后重，但常感肛门不舒，大便化验有红、白细胞，小便黄热而少，脉右沉滑，左弦滑微数，舌红，厚秽苔。属脾胃失调，湿热下注。治宜清湿热，调脾胃，法用苦辛。处方：

藿香梗二钱　杏仁二钱　炒黄芩一钱　黄连八分　炒黄柏八分　炒苍术一钱五分　泽泻一钱　厚朴一钱五分　大腹皮一钱五分　茵陈二钱　滑石三钱（布包）　通草一钱　木香五分　服二剂。

2月10日二诊：药后大便已成形，日一次，粘液已很少，食纳尚可，胃及腹痛大减，小便已不黄，脉沉滑微数，舌正红，黄腻苔减。宜继清湿热，兼调胃气。原方去黄连，加扁豆衣二钱、炒神曲二钱，服三剂。

2月17日三诊：药后大便粘液又减，偶有腹痛及肛门不舒感，大便每日一次成形，小便略黄，纳转佳，脉和缓有力，舌正苔薄微黄腻。继清湿热，调和脾胃。处方：

炒黄芩七分　酒炒黄柏一钱　苍术一钱五分　酒军五分　姜黄一钱　银花藤三钱　蒲公英三钱　皂角子一钱　豆卷三钱　生甘草一钱　服三剂。

2月22日四诊：药后大便已正常，胃脘及腹部已不痛，食纳佳，小便正常，六脉缓和，舌质正常，苔已化净。原方加大枣四枚，服五剂而愈。

按：本例西医诊断为慢性痢疾，中医辨证则属脾胃失调，湿热下注所致，用苦辛法调脾胃、清湿热，逐渐好转。以后继用三黄清热燥湿，苍术、豆卷去湿，银花、公英清热解毒，姜黄除秽消瘀，肃清气血之病邪，酒军、皂角子攻积利窍，直达病所，使邪有出路而无稽留之所，病邪彻底肃清后而痢疾告愈。由此可见，下利（包括痢疾）在病邪未清时，切忌固涩，以免邪留成澼，久延不愈，也说明了“邪去则正安”的道理。

痢　疾　四
（慢性痢疾）

高某，女，39 岁，已婚，干部，于 1963 年 3 月 15 日初诊。

从 1962 年 8 月开始下利脓血，日七～八次，有里急后重及腹痛，当时发热，西医诊为急性菌痢，用西药抗菌素约一月，症稍减轻，但一直不愈，又更换另一种抗菌素，痢才止，但以后每半月左右即复发下利一次，大便有粘液及白胶状块物，虽续服抗菌素仍时止时发。近二月每日大便三～五次成形，夹粘液，有后重，不发热，周身疲乏无力，纳差，胃不痛而胀，嗳气不适，月经正常，平时易急躁，小便少而黄，尿道内有发痒的刺激感，睡眠不佳，西医诊为慢性菌痢，脉象两关弦细，舌质红，苔黄腻。属脾胃不调，肝胆热郁。治宜调脾胃、和肝胆，用四逆散合左金、香连丸加味。处方：

柴胡一钱五分　炒枳实一钱五分　白芍二钱　炙甘草一钱　吴萸三分　川连八分　木香七分　乌梅肉二枚（炮）　隔天

一剂，服五剂。

3 月 25 日二诊：服上方后大便已无粘液，恢复每天一次，有时胃痛，口发酸，食纳差，腹部仍有肠鸣，小便尚有刺激感，性情仍有急躁，睡眠转佳，脉两寸尺沉细，两关弦。仍宗前旨，原方因口酸去乌梅加白术一钱五分，再服五剂，隔天一剂。

4 月 5 日三诊：药后大便基本正常，偶有一次微带粘液，口不发酸，食欲转佳，尚急躁，睡眠佳，脉沉缓，舌正苔薄白。原方再五剂，同上服法。

4 月 17 日四诊：药后大便已正常，每天一次，食纳佳，胃痛已除，急躁亦减，小便已正常，脉沉弦，舌正无苔。诸症业已消失，可以停药，但宜注意饮食及克服急躁情绪。

按：患者系急性细菌性痢疾，发展成慢性痢疾，由于开始未得到彻底根治，病邪潜伏，已转成时发时止的慢性痼疾，属古人所谓休息痢的范围。根据中医辨证，大便日三～五次，夹粘液，有后重、胃胀、嗳气、纳差等脾胃不调现象，加之眠差，性情急躁，关脉弦等，兼有肝胆不和之象，所以用四逆散合左金、香连丸加乌梅，后去乌梅加白术。整个治疗过程以调脾胃、和肝胆为主，并隔天一剂缓缓图之。药后大便逐渐恢复正常，胃不痛而纳转佳，睡眠及急躁亦好转。从本例的中医辨证论治，也可以体现中医学与西医学之间，大有取长补短的必要。

痢 疾 五

（慢性痢疾）

曹某，女，76 岁，于 1962 年 9 月 22 日初诊。

三个月前下利脓血及粘液样便，每日二十次左右，腹痛有里急后重感，住某医院诊为细菌性痢疾，经用抗菌素治疗十余日，症状消失出院。三天后又复下利脓血粘液样便，症状基本同前。住另一医院，又用抗菌素治疗一星期，症状再次消失出院。几天后，又复发下利，呈粘液涕状便，仍有里急后重感，请某中医诊治，服汤药五剂，痢止。最近每日晚上咳嗽，有白粘痰，下午自觉发热，有时体温稍高，大便每天一～三次，不爽而稍夹脓血及粘液，尚有里急后重感，不思饮食，只能食稀粥，腹胀，五心烦热，小便尚佳，脉寸尺弱，两关弦，左细右大，舌质黯，苔白腻少津。属中气下陷，脾失健运。治宜调脾胃、益中气，用补中益气汤加味。处方：

生黄芪一钱五分　党参一钱　生白术一钱　当归一钱　陈皮一钱　升麻七分　柴胡七分　炙甘草五分　粉葛根一钱　生姜二片　大枣三枚　服三剂。

于9月29日复诊：服药后大便成条而微干燥，无脓血粘液，无里急后重，尚稍咳嗽，有少量痰，食纳转佳，脉滑微数，舌正红苔减。继续调和肺胃，温化痰湿。原方去黄芪、粉葛根，加半夏曲一钱五分，前胡一钱，茯苓二钱，三剂。至次年因其他病来门诊，云服上药后下痢后重未再发过，说明痢疾已完全治愈。

按：本例初起一月之内三次发作，前两次均用抗菌素暂时控制，第三次服中药亦暂止，但旋即有便中夹粘液和里急后重感，病期迁延三月，渐成慢性。中气已伤，所以用补中益气汤，加粉葛升举陷邪，服后大便成形而痢疾现象消失，尚稍咳嗽，去葛根、黄芪，加半夏曲、前胡、茯苓去痰渗湿而奏痊愈之功。由此可知，中医治痢不外八纲辨证，分别寒热虚实。本例中虚邪陷，故不用攻邪，而补益中气，盖因正胜邪始却，中气得升，陷邪始能举而出之。否则徒治其痢，亦为无益。

暑湿并重
（流行性乙型脑炎）

王某，男，9岁，1956年8月23日住某医院。诊断为流行性乙型脑炎。

住院检查：（略）

病程及治疗：8月19日发病，高热、头痛、嗜睡，次日发现神识不清，23日入院，已见昏迷，体温39.6℃，无汗，目赤，无大便，小便黄，脉象浮洪有力，舌苔黄腻。确为暑湿并重之证，拟用辛凉重剂。处方：

银花三钱　连翘三钱　生石膏二两　知母二钱　淡竹叶三钱　甘草二钱　粳米三钱　淡豆豉一两　葱白五寸　鲜芦根一两

次日，体温38℃，目赤已退，仍昏睡，未出汗，小便黄，大便仍未行，口不渴，舌苔黄腻，脉仍浮数有力，是暑湿之邪尚伏而未去，宜清暑利湿。处方：

茯苓皮三钱　杏仁二钱　香薷二钱　鲜藿香三钱　郁金一钱　生石膏一两　滑石五钱　连翘三钱　黄芩二钱　白通草一钱五分　茵陈三钱　神曲三钱　淡竹叶三钱

服药之后，汗出热解，体温降为36.8℃，神识清楚，脉亦缓和，予以清热和胃之剂。处方：

茯苓皮三钱　苡仁四钱　蒺藜三钱　钩藤（后入）三钱　连翘三钱　桑枝五钱　生稻芽四钱　鲜荷叶一两

服后食欲恢复，余症皆愈。次日出院。

按：本例暑湿弥漫三焦，营卫闭塞，汗腺不通，热不得解，故先予辛凉解表，新加白虎中复以葱、豉，防其内犯。而热去湿伏仍宜宣透，乃更以二香与正气散加减，服后湿泄热透，引邪外达，遂无惊厥之患。从这里使我们体会到，温病虽然忌汗，而于清解之中，辛开宣透之药仍不可少。

暑湿夹风
（流行性乙型脑炎）

韩某，男，6岁，因两天来发烧，头痛，嗜睡，抽风二次，于1964年8月18日住某医院。

住院检查摘要：体温40℃，脉搏128次/分，呼吸28次/分，发育正常，营养中等，心肺腹均阴性，神倦嗜睡，偶有烦躁。神经系统检查：颈项部有抵抗，克氏征（-），布氏征（±），巴氏征（+），腹壁、提睾、膝反射俱为（+）。脑脊液检查：外观薄毛玻璃样，蛋白（+），糖1~5管（+），细胞数602/立方毫米，中性81%，单核19%。血化验：白细胞24900/立方毫米，中性83%，淋巴16%，单核1%。咽拭子培养：有甲类链球菌，奈瑟氏球菌属。临床诊断：流行性乙型脑炎（重型）。

病程与治疗：入院前二天开始发烧，头痛头晕，嗜睡，食欲不振，入院前十小时内抽风二次，曾用解热剂无效，病情逐渐转重，体温升高达40℃，嗜睡明显，入院后即用西药治疗，仍不见大效。

8月19日请蒲老会诊：症见高热无汗，面潮红，嗜睡明显，偶有烦躁，舌质红，苔白中夹黄，脉浮弦数。此为暑湿夹风，表里两闭之象。治宜清暑祛风，表里两解。处方：

香薷一钱五分　扁豆花二钱　川厚朴一钱五分　金银花二钱　淡豆豉四钱　炒僵蚕二钱　淡竹叶二钱　杏仁二钱　连翘一钱五分　葱白三寸（后下）　六一散四钱（纱布包煎）　紫雪丹一钱（分五次冲服）

8月20日始服前方，8月21日复诊：体温基本正常，偶有低热，能坐起食饭，大小便转正常，除颈部尚有轻度抵抗外，余症皆消失。前方续服一剂，不再用紫雪。服后诸症皆平，食、眠、便俱正常，停药观察以至痊愈出院。

按：本例入院前曾用解热剂，入院后又经用西药等各种措施，于会诊之时病情逐渐转重，但服药之时，病势已见转机，加之用清暑祛风、表里两解之法，适中病机，因此获效很速，先后两剂而获痊愈。可见，中西医团结合作治疗急重症，有其优越性。

暑温夹风
（流行性乙型脑炎）

傅某，女，30岁，1956年8月25日住某医院，诊断为流行性乙型脑炎。

住院检查摘要：略。

病程与治疗：病已六日，初起头痛如裂，身微痛，高烧恶寒，食欲不振。曾连服大剂辛凉甘寒及犀、羚、牛黄、至宝、紫雪、安宫诸品，病势始终不减，并迅速发展。会诊时仍持续高烧，头剧痛，身微痛，头有微汗而身无汗，呕吐，下利灰白稀水，腹不痛，小便短黄，神倦目涩，烦闷，口苦，渴不思饮，舌苔薄白，中心黄腻，边质红，月经刚过十日，今日再见，脉象两寸浮数，右关沉数短涩，左关弦数，两尺沉数。观其脉证原属暑温夹风，其头身痛、脉浮系乎风，其心烦、舌赤苔黄、口渴发热由于暑。因服寒凉太过，冰伏其邪留而不解，脾胃受伤，热入厥阴，迫血妄行，并乘虚而内陷阳明、太阴，形成两脏（太阴脾经、厥阴肝经）一腑（阳明胃经）并病，此时急须温太阴、清厥阴、和阳明，温、清、和三法并用。方以二香、左金合苦辛为治。处方：

鲜藿香三钱　香薷二钱　川黄连一钱五分　吴茱萸五分　法半夏三钱　郁金二钱　佩兰三钱　钩藤四钱　蒺藜四钱　鲜佩叶一两　竹茹三钱　生姜二钱　伏龙肝二两（先煎取澄清液煎药）

浓煎，取80毫升，每服10毫升，一小时一服，因吐甚不纳，故少量而频进。一剂诸症皆平，后以调和脾胃养阴益气而愈。

按：本例系暑温夹风，服寒凉太过，邪陷厥阴、太阴、阳明，故治取温、清、和三法同用而病人顺利好转，说明辨证论治的优越性。并且香薷乃清暑解热、利水和胃之药。左金善降肝经逆热之气，佐以法半夏、生姜、竹茹，能升能降，使清阳升而浊热降，肝木条达，脾胃自安。伏龙肝能镇胃温脾。荷叶佐黄连可以清暑消热。郁金、佩兰芳香化浊兼能宣痹开窍。钩藤、蒺藜善祛风而不燥，并能舒肝。本方乃苦、辛、温合成，三焦并治之法。由于胃逆过甚，饮水不纳，所以减少药量，使其徐徐浸入，以期受纳吸收。再由于病势严重，治不宜缓，所以药需频进，每小时10毫升，量不过重，运药之力亦强。在这类情况下，采取量少速进的服药方法，每易见效。但本例援用吴鞠通所谓“过用苦寒，致伤胃阳，亦间有少用刚者”之意。实为应变之法，非治脑炎常用之方。

湿甚阳郁
（流行性乙型脑炎）

张某，女，5岁半，因两天来发烧，头晕，抽风二次，于1964年8月14日住某医院。

住院检查摘要：体温39.7℃，脉搏140次/分，呼吸30次/分，血压100/60毫米汞柱。发育正常，营养中等，口唇发绀，下腹部及臀部有三、四个针尖大小出血点，前额有2厘米×3厘米青块，肌张力增强，抽风状态，四肢抽动，口吐白沫。听诊：心尖部Ⅱ级吹风样杂音，肺（-）。神经系统检查：神志半昏迷，颈项强直，布氏征（+），克氏征（+），巴氏征（+），膝（双侧）反射亢进，瞳孔对光反应存在。脑脊液检查：外观毛，蛋白微量，糖1~5管（+），细胞数12400/立方毫米，中性97%，单核3%。血化验：白细胞22,000/立方毫米，中性96%，单核4%。补体结合试验结果（-）。临床诊断：流行性乙型脑炎（重型）。

病程与治疗：入院前二天感觉头晕，发烧达39.2℃，伴有寒战，精神尚好，曾给解热药后热退；次日体温复升高至39℃，仍感头晕，又给退热剂，但照常玩耍，至中午突然晕倒，问话不能回答，未见抽搐，历时10分钟方清醒；入院前四小时抽风二次，口吐涎沫，持续10分钟缓解，神志尚清，但不愿回答问话，因之住院，给以青霉素和氯霉素治疗。仍见嗜睡明显，持续高热，至第三天神志渐昏迷，病情逐渐加重，于8月17日决定改用中药治疗，请蒲老会诊：高烧已五天，无汗，抽风三次，神志半昏迷状态，不回答任何问话，有时虽睁开眼睛但无目的，四肢不温，大便不行已四日，不思饮，腹不满，舌质淡苔秽腻，脉浮弦数。中医诊断为湿甚阳郁，清阳蒙闭，三焦机窍失司，治宜通阳利湿，宣通三焦。处方：

香薷二钱 扁豆花二钱 鲜藿香二钱 金银花二钱 川黄连八分 山茵陈三钱 滑石块五钱 杏仁二钱 薏苡仁五钱 白蔻仁一钱 白通草一钱 川厚朴一钱

一剂，以水煎取汁频频服之，同时给紫雪丹一钱(分五次冲服)。

8月18日复诊：前方服后，体温降至36.8℃，神志转清，未再抽搐，四肢能动，口唇红润，能回答问话，瞳孔对光反应灵敏，病情好转，续服前方。

8月19日三诊：体温37℃，神志清楚，问话回答正确，但仍有嗜睡，食乳尚好，不欲食饭。神经系统症状：颈项部尚有轻度抵抗，克氏征（+），布氏征、巴氏征俱为（-）。心肺腹检查皆为（-）。继续原方加减再服二剂，停药观察数天，痊愈出院。

按：本例暑湿郁闭，湿胜于热，阳郁不宣，三焦失利，法用辛开苦降，芳化淡渗。盖湿邪非辛不通，非苦不降，非温不化，非淡渗不利。本例服一剂而体温即为36.8℃，就可以充分说明这个问题。

或问：湿甚阳郁与湿热内闭二案均属湿胜，何以前案用藿香、香薷、黄连、紫雪等有效，而后案用之则无效。因前案属阳郁表闭，故症见高烧无汗，香薷、黄连等适中病机，且大便已四日不行，紫雪能泻热开闭；而后案属内闭，症见有汗不彻，香薷自不必用，兼见腹微满，大便日二行，紫雪亦非所需，由于均有湿邪，其淡渗通阳之品则相同。

湿热内闭
（流行性乙型脑炎）

李某，女，3岁，因发烧四天，嗜睡两天，于1964年8月26日住某医院。

住院检查摘要：神志尚清，微烦，转侧不安似有头痛。体温38.7℃，呼吸26次/分，脉搏126次/分，发育营养中等，心肺（-），腹软无压痛。神经系统检查：瞳孔对光反射存在，腹壁反射可引出，颈部微有抵抗，巴氏征（+），克氏征（-）。脑脊液检查：潘迪氏试验（+），糖1～5管（+），细胞总数1038/立方毫米，白细胞114/立方毫米，氯化物628毫克%，糖62毫克%，蛋白110毫克%。血化验：白细胞18600/立方毫米，中性87%，淋巴12%。临床诊断：流行性乙型脑炎（极重型）。

病程与治疗：患者于8月23日开始精神不振，呕吐，身热，第二日下午体温达39℃，再呕吐五、六次，予退热剂，体温不减，第三日即见嗜睡，第四日入院。入院后，先予黄连、香薷，冲服紫雪散，第二日体温升高至40℃，加服牛黄抱龙丸，注射安乃近，第三日体温仍持续在40℃左右，但汗出较多，呼吸发憋，频率50次/分，脉搏130次/分，呈现半昏迷状态，瞳孔对光反应迟钝，腹壁、膝腱反射消失，前方加至宝散二分

（分二次服），病情继续恶化。

8 月 28 日请蒲老会诊：神志出现昏迷，不能吞咽，汗出不彻，两目上吊，双臂抖动，腹微满，大便日二次，足微凉，脉右浮数，左弦数，舌质淡红、苔白腻微黄。属暑湿内闭，营卫失和，清窍蒙蔽。治宜通阳开闭。处方：

薏苡仁四钱　杏仁二钱　白蔻仁一钱　法半夏二钱　厚朴二钱五分　滑石四钱（布包煎）　白通草一钱五分　淡竹叶一钱五分　鲜藿香一钱　香木瓜一钱　局方至宝丹半丸（分冲）

水煎取 250 毫升，每次服 50 毫升，三小时服一次。

8 月 29 日复诊：药后汗出较彻，次日体温下降至 37.6℃，目珠转动灵活，上吊消失，吞咽动作恢复，神志渐清，可自呼小便等。原方去藿香、竹叶，加酒芩八分，茵陈三钱，陈皮一钱五分，生谷芽四钱。药后三天，全身潮汗未断，头身布满痱疹，双睑微肿，神志完全清醒，但仍嗜睡，舌苔渐化，二便正常，体温正常，神经反射亦正常。继以清热和胃调理善后，痊愈出院。

按：本例湿重于热，故初起用黄连、香薷、紫雪等方，清热却暑，病不退而反进；旋用三仁汤加味，从湿温治，病由重而转轻。可见乙型脑炎不仅偏热，亦有偏湿。偏热，黄连、香薷自是正治；偏湿则非芳香淡渗不效。

风暑湿内闭
（流行性乙型脑炎）

沈某，男，7 岁，因五天前突然发高烧，伴有头晕，恶心，呕吐，食欲不振，近二天病情转重，于

1964年8月13日住某医院。

住院检查摘要：体温41℃，脉搏86次/分，呼吸32次/分，血压110/70毫米汞柱。发育中等，营养欠佳，前胸可见针尖大小出血点。双目发直，呈抽风状态，但无谵语。神经系统检查：颈项强直，克氏征（+），布氏征（+），巴氏征（+），膝反射亢进。脑脊液检查：外观毛，蛋白微量，糖1～5管（+），细胞数450/立方毫米，中性29%，单核71%。血化验：白细胞24500/立方毫米，中性84%，淋巴16%。补体结合试验结果1∶8。咽拭子培养为大肠杆菌。临床诊断：流行性乙型脑炎（重型）。

病程与治疗：入院前五天突然发高烧，伴有头晕，恶心呕吐，食欲不振，经用抗菌素无效。近二天病情转重，高烧持续不退，嗜睡明显，但无谵语，双目发直呈抽风状态，呕吐，不能纳食，大便干，小便少。入院后，经用抗菌素和解热剂病势仍不解。

于8月15日请蒲老会诊：高烧持续在41℃以上，身无汗，不时抽风，烦躁，深度昏睡，唇焦，舌少津而不思饮，小便少，面青黄，脉浮弦，舌质淡、苔白厚夹黄。此为风暑湿内闭，三焦遏郁。治宜清暑祛风，渗湿宣闭为主。处方：

鲜藿香二钱　香薷二钱　扁豆花二钱　杏仁二钱　金银花二钱　川厚朴一钱五分　川黄连八分　白僵蚕二钱　钩藤二钱　淡竹叶二钱　白通草一钱　六一散五钱（纱布包煎）

水煎取汁，频频温服之。并以紫雪丹一钱（分五次冲服）。

8月16复诊：前方服后未再抽风，神志稍清，而高烧虽减不显，仍处于昏睡状态，动则烦躁，周身仍无汗，面色青黄如前，舌质同前，苔稍薄，脉弦数。前方再服一剂。

8月17日复诊：身热减，神志清，手心潮润，身仍无汗，大便日二次，舌质淡苔转白腻，脉濡数。原方去厚朴，改为香薷一钱，再加苡仁四钱，白蔻仁一钱五分，绵茵陈三钱，紫雪丹一钱（分五次冲服）。

8月18日复诊：体温再降，仅微有低热，神志已完全恢复，食纳增加，脑症状消失，乃继续服中药调理，痊愈出院。

按：乙型脑炎有偏热、偏湿、暑风和暑厥等不同，因此，中医治疗乙型脑炎，在目前说来，尚不能拘守于一法、一方、一药，必须强调辨证论治。本例在入院前五天突然高烧，伴有头晕，恶心呕吐，食欲不振，入院后高热持续不退，并出现抽风等症状，可见乃暑湿夹风所致，风暑湿内闭，三焦遏郁。由于诊断明，因而在治疗上采用宣透开闭而奏效。

热结旁流
（流行性乙型脑炎）

梁某，男，28岁，住某医院。诊断为流行性乙型脑炎。

住院检查摘要：略。

病程与治疗：病已六日，曾连服中药清热、解毒、养阴之剂，病势有增无减。会诊时，体温高40.3℃，脉象沉数有力，腹满微硬，哕声连续，目赤不闭，无汗，手足妄动，烦躁不宁，有欲狂之势，神昏谵语，四肢微厥。昨日下利纯青黑水，此虽病邪羁踞阳明、热结旁流之象，但未至大实满，而且舌苔秽腻，色不老黄，未可予大承气汤，乃用小承气汤法微和之。

服药后，哕止便通，汗出厥回，神清热退，诸症豁然，再以养阴和胃之剂调理而愈。

按：此患者症见腹满微硬，谵语欲狂，热结旁流，目赤肢厥，身热无汗，脉沉数有力，乃里闭表郁之征，虽屡用清热、解毒、养阴之剂，而表不解，必须下之。下之则里通而表自和。若泥于温病忌下之禁，当下不下，里愈结，表愈闭，热结精伤，可造成内闭外脱。说明脑炎治疗并非绝对禁用下法；惟非下证而误下，酿成内陷则属非是。这是一个很明显的“辨证论治”的实际例证。

伏　暑

（流行性乙型脑炎）

王某，男，28岁，住某医院已三日，确诊为流行性乙型脑炎。

住院检查摘要：略。

病程与治疗：会诊时，已服辛凉苦寒数剂，高烧不退（体温40.2℃），头痛无汗，目微赤，胸腹满微硬，大便未行，鼻塞，舌苔中心秽干无津，舌质不绛，口不渴，尿少，嗜睡，但神志清，微烦，脉浮，右大于左。总观脉证乃胃阴已伤，表里郁闭之候。详询病程经过，在入院前，误服辛温药二剂，胃阴被劫。入院后，又进辛凉苦寒，热邪被遏，因议其证：脉浮头痛鼻塞，壮热无汗是表邪郁闭之象；胸腹满微硬，微烦，苔干，大便未行，乃里闭之征。治宜急救胃阴，宣通表里，俾郁闭之邪热，从表里两解。此权变之法，合宜而施之。处方：

瓜蒌仁（打）五钱　黄连一钱五分　炒枳实二钱　玄参三钱　鲜芦根八钱　青连翘三钱　银花二钱　郁金二钱　香豆豉五钱　葱白（连须）三寸　紫雪（冲）一钱

服后，大便利，浑身微汗出，热退，次日复诊体温降至37℃，烦除睡安，舌上津回，诸症悉平，脉象缓和。继以益胃养阴之品，连进三剂，一切正常，胃纳亦佳，遂停药以饮食调理，痊愈出院。

按：此例初起头痛寒热，由伏暑夹湿感新秋凉风而发，医者认为寒疟，误用常山、桂枝辛温之剂，病势转剧。入院后经检验为流行性乙型脑炎，又误于辛凉苦寒并进，结果造成表里俱闭的局面。我们根据脉浮头痛，高烧无汗乃表闭，胸腹满微硬乃里结，必须法用双解。但又因非大实满不可予承气，舌津已干不可再发其表，惟宜清解。故主以小陷胸解胸中微结之热，复以葱、豉引导郁热从表而出；佐以玄参生水，银翘、苇茎、郁金皆微苦微辛轻宣之品，不再耗津；使以紫雪，直透三焦。虽不用表里双解正法，而直收表里两解的成效。并且能使里结自通而不碍正，表闭自透而不伤津，此乃法外求法。说明治病不能死守一方一法，必须灵活运用"辨证论治"。

热病转寒中一
（流行性乙型脑炎）

朱某，男，29岁，住某医院已六日，诊断为流行性乙型脑炎。

住院检查摘要：略。

病程与治疗：会诊前曾连服大剂辛凉苦寒及犀、羚、牛黄、至宝之品，但高烧不退，四肢微厥，神识如蒙，时清时昏，目能动，口不能言，胸腹濡满，下利稀溏，随矢气流出，量不多，尿不利，头汗出，漱水不欲咽，口唇燥，板齿干，舌质淡红，苔白，脉象寸尺弱，关弦缓。经会诊，分析脉证虚实互见，邪陷中焦之象，与邪入心包不同，引用吴氏《温病条辨》所谓“湿热上焦未清，里虚内陷”的治法，主以人参泻心、去枳实易半夏，辛通苦降法。处方：

人参三钱　干姜二钱　黄连一钱五分　黄芩一钱五分　法半夏三钱　白芍四钱

服后，尿多利止，腹满减，全身汗出，热退。但此时邪热虽去，元气大伤，而见筋惕肉瞤，肢厥汗出，脉微欲绝，有阳脱之危，急以生脉加附子、龙、牡回阳固阴。处方：

台党参一两　麦冬五钱　五味子二钱　熟川附子二钱　生龙骨（打）八钱　生牡蛎（打）六钱

浓煎徐服，不拘时，渐能安眠，肢厥渐回，战栗渐止，神识略清，汗出减，舌齿转润，阴回阳生，脉搏徐复，后以养阴益胃，兼清余热，用三才汤加枣仁、阿胶、石斛数剂，一切正常。停药观察，惟以饮食休息之，观察数日痊愈出院。

按：此患者因寒凉过甚，已由热中变为寒中，热邪被迫，格拒中焦，故取泻心法，辛通苦泻，病机一转，邪热顿去而大虚之候尽露，急用回阳固阴之品，中阳渐复，但热病伤阴，回阳之后仍宜养阴益胃。

热病转寒中二

（流行性乙型脑炎）

高某，男，7岁，住某医院已三日，诊断为流行性乙型脑炎。

住院检查摘要：略。

病程与治疗：会诊时，患儿高烧烦躁，腹满下利，呕恶，苔黄少津，舌质淡红，唇干，予水则拒，爪甲青，面青，日夜不安睡，不食，狂叫不宁，脉沉数弦急。曾服寒凉大剂及至宝、牛黄、犀、羚而病势不减，乃热邪内陷阴中，太阴寒化，厥阴蛔动之象。予以椒梅汤去黄芩、半夏。处方：

台党参二钱　黄连一钱五分　白芍二钱　乌梅二钱　川椒二十粒　炮干姜一钱　炒枳实八分

浓煎温服。一剂热退，睡安躁减。再剂利止，胀消烦除，并下蛔虫一条，续以温脾和胃调理而愈。

按：此亦因服寒凉太早、太过，已成寒中之证，而苔黄，脉弦数且急，又与热中相似，其间仅有爪甲青、拒水之差。在疏方时去黄芩、半夏，因原服苦寒重坠之品过多，故减其制，有枳实之苦泄、黄连之苦降，已足中病机，不执成方不变，又说明“辨证论治”的灵活性。

热病后遗

（流行性乙型脑炎后遗症）

教某，女，27岁，住某医院越两月余，确诊为流行性乙型脑炎后遗症。

住院检查摘要：略。

病程与治疗：会诊时，病人神呆不语，吞咽困难，二便不自知，左上下两肢麻痹如废，右上下肢日夜乱动，体温37℃，饮食依赖鼻饲，呼吸正常，咽间无痰声，舌无苔，质红润，呼之不答，目中流泪，高烧时，见过月汛，今已逾期，再未来潮。详阅病历，前段治疗，是采用以寒治热的方法，曾服辛凉重剂及犀、羚、牛黄等药，于一昼夜之内，服石膏竟达四斤之多，自此神呆不语。据此情况，联想到“寒凉过剂”之弊，而且考虑不仁为痹，躁扰属风，遂议用养血活络、祛风宣痹之合剂送回天再造丸，辅以针刺。处方：

当归、白芍、天麻、旋覆花、石决明、紫石英、地龙、桃仁、陈皮、佛手、桑寄生、龟甲等出入互用。每日服回天再造丸一粒。

先后服回天再造丸二十三粒，而麻痹消失，躁扰不作，言语渐可。遂去其鼻饲，调其饮食，停药休养。越数月，完全恢复健康，而月事亦通。

按：此症由寒凉大剂攻之过急，药过病所，以致卫阳凝闭而不宣通，神无所用，三焦失司。或曰：以寒治热，正治之法，何为不可？曰：非谓不可以寒治热，但寒凉太过，则卫气郁闭，营气凝泣，热反冰伏，不能达之出表，遂成热病后遗之症。今幸患者为青年，身体健壮，故能借针药之力和其营、通其输、调其从逆，乃有恢复的可能。我们知道，“白虎”为达热出表之剂，石膏有解肌清热之能，但吴鞠通对白虎却有“常须识此，勿令误也”的警戒。也就是说必须“凉而毋凝”，而且治病用药，还须注意轻重缓急，中病即止。

附：

温病误补

蒲老回忆前三十年，有同道苟君年35岁，其人清瘦，素有咳嗽带血。仲春受风，自觉精神疲乏，食欲不振，头晕微恶寒，午后微热，面潮红，咳嗽。众皆以本体阴虚，月临建卯（农历二月），木火乘金为痨，以清燥救肺为治，重用阿胶、二冬、二地、百合、沙参、二母、地骨皮、丹皮之类，出入互进。至四月初，病势转增，卧床不起，渐渐神识不清，不能语言，每午必排出青黑水一次，量不多，予以清稀粥能吞咽。适蒲老于四月中旬返里，其妻延诊，观其色苍不泽，目睛能转动，齿枯，口不噤，舌苔薄黑无津，呼吸不便，胸腹不满硬，少尿，大便每日中午仍泻青黑水一次，肌肤甲错，不厥不痉，腹额热，四肢微清，脉象六部皆沉伏而数。蒲老断为阴虚伏热之象，处以复脉去麻仁加生牡蛎、西洋参，一日一剂〔炙甘草六钱，白芍四钱，干生地六钱，麦冬（连心）六钱，阿胶（烊化）五钱，生牡蛎一两，西洋参三钱。流水煎，温服，日二次，夜一次〕。服至十剂后，病势无甚变化。诸同道有问蒲老："只此一法？"蒲老答："津枯液竭，热邪深陷，除益气生津，扶阴救液，别无良法。"蒲老坚持让患者服至十五剂而下利止；原方去牡蛎续服至二十剂，齿舌渐润，六脉渐达中候；服至二十三剂，脉达浮候，其人微烦。是夜之半，其妻请蒲老出诊，说病有变，往视，四肢厥冷，战抖如疟状，脉闭，乃欲作战汗之象。嘱仍以原方热饮之，外以热敷小腹，中脘，两足，以助阳升，希其速通。这时正胜邪却，得汗则生；邪胜正却，不汗则危。不一会汗出，烦渐息。次日往视，汗出如洗，神息气宁，脉象缓和，仍予复脉加参，大汗三昼夜，第四日开始能言，又微粘汗三旦夕，自述已闻饭香而口知味。继以复脉全方加龟甲、枸杞、西洋参。服十余剂，遂下床第行走，食欲增强，终以饮食休息之而渐次恢复。蒲老曰："掌握初诊，是临床的重点，凡初诊必须详审有无新感。若有新感，无论阳虚阴虚之体，必先解表，庶免遗患。今既因误补，邪陷正却而气液两伤，非持续性养阴生津之剂，使正气有可能与病邪一战而复，不能奏功。"

战汗误温

刘姓妇，40 岁，蒲老的同乡人。初夏患温热，战汗后，脉静身凉，状如尸厥，其夫问："是脱阳吗？"蒲老说："不，这是大热退后，身冷脉静，如天时酷热，骤然大雨，炎热顿息，风凉气爽。今脉息皆平静，颇能安睡，粘汗不息，余热续出之象，非脱勿惧；若汗后身冷脉躁，呼吸气促，烦躁不宁，珠汗发润，鼻煽膈动，即是脱证。任其熟睡，慎勿呼之，待睡醒后，只以西洋参三钱，大麦冬六钱煎水频频予之，兼徐徐进清米汤，不可予食。"蒲老因远出巡诊，傍晚始归，而家人告之："刘姓已来四次，病有变。"急往视之，患者果然高热气促，烦躁不安，口渴无汗，脉象洪数。问其原因，其夫欲言不言，再追问之，乃说：中午亲戚宋某过访，说"汗出身冷，脉微欲绝，乃脱阳之征"，处以附子三钱、西洋参三钱，浓煎服之，服后一小时，而烦躁高烧顿起，以致气促。蒲老再以竹叶石膏汤重用西洋参，佐以苇根、玄参〔西洋参五钱，大寸冬五钱，茯神三钱，法半夏三钱，生石膏一两（先煎），粳米五钱，鲜苇根五钱，竹叶三钱，玄参四钱〕，煎成频频予之，以代茶饮，而汗再出，热退气平，仍须进清米汤复其胃气，再以和胃养阴法而愈。蒲老曰："上述所见病汗，与脱汗迥然不同，常须识此，勿致误也。"

暑风痉厥

蒲老同乡有杨姓小孩，1周岁，暑令早起，发现额热，神志不快，少顷即抽搐，目直口噤，四肢拘急，求蒲老施治。面见微赤，目半开，口噤唇赤，撬牙视舌苔黄腻，舌质红，呼吸不紧，胸腹满，按之脘中微硬，四肢微凉无汗，指纹青紫，脉沉数弦细。问其未病之前一二日，心烦尿短赤，大便溏夹水，蒲老指出："此先伤于暑，后伤于食，兼感夜风外袭，卫气郁闭，里热表凉，营卫不行，三焦失司，所谓暑风暑痉即此。治法宜先开表闭。兼夹食，似有成痢的可能。"主以香薷饮加味：鲜藿香二钱，香薷一钱五分，杏仁二钱，银花二钱，午时茶二钱，六一散五钱，僵蚕二钱，钩藤二钱，淡豆豉三钱，葱白连须三寸。先用乌梅汁搽牙以缓口噤，再进汤药频频予之，不拘时次，数服后遍身微汗出，拘挛抽搐渐息，啼哭有声有泪，午后泻红白涎状物，似痢，尿仍少。前方去钩藤、僵蚕、豆豉，加黄连八分，莱菔子一钱五分。扁豆花三钱。急进一剂，次日微汗续出，热退痢减，再以原方去香薷、藿香，易为黄连五分，加甘草五分，谷芽三钱，荷叶三钱，扁豆花易扁豆皮三钱，午时茶易建曲二钱。服后大便正常，尿亦清长。末以异功散加谷芽、荷叶调理而愈。

产后伤暑

罗姓妇，24岁，产后受病。适逢六月盛暑，产后三日，恶露不下，饮食不进。望之面紫，鼻孔眼角俱有淡血渗出，舌抵齿不收，大汗出，高烧，烦渴引饮，饮后即吐出，片刻又饮复吐，诊其脉浮而无力。其证为虚，所服之方生化汤加桃、红，已数剂，瘀血仍不行，二便不利。蒲老寻思良久，处方颇难，产后本喜汗出，产后脉虚，恶露不下，少腹满，为常见之证；但高烧口渴而吐，眼鼻渗血，舌出抵齿，均非产后常有之证。然而服芎、归、桃、红数剂恶露亦不下，病势反加。考虑其因，中暑伤气，其脉亦虚，加之口渴、汗出为暑病之征，按古人中暑脉虚、烦热、汗出、口渴，为人参白虎汤证；但产后恶露不下，小腹胀满，饮后即吐，水不下行，非白虎所宜。于是权变施治，以清为主，通瘀为佐，用二香饮加味：鲜藿香二钱，香薷一钱五分，杏仁二钱，扁豆花三钱，滑石块三钱（布包），生甘草一钱，鲜荷叶半张，银花三钱，藕节一两，茜草三钱。煎成频频予之，以代茶饮。服第一次仍吐出，再进则未吐，一剂服完，热退渴止，汗亦减少。第二剂去香薷、杏仁，加桃仁二钱、童便半杯，入药兑服。一小时后，即下黑血块，舌即收，眼鼻亦不渗血，始进稀粥，食后即安眠熟睡。次日复诊，神志安静，脉息迟缓，主以归芪建中汤加藕节、黑豆：潞党参三钱，桂枝一钱五分，白芍二钱，炙甘草一钱，生黄芪三钱，当归一钱五分，藕节五钱，炒黑豆五钱。连服二剂，瘀血已尽，微有淡血少许渗出，食、眠、便均正常，停药，以产后营养休息之。蒲老曰：“此证乃临产受暑，营卫不通，瘀血不下，所以遵产后常法生化汤治之，瘀血不行，病势反增。芎、归乃辛温性烈上升之药，芍、地乃柔腻下降之品，均不宜于暑。用藿香和胃辟恶，香薷芳香微温、除烦解热利水，乃却暑之圣药，扁豆花和胃清暑，银花清热散结，杏仁利肺气，荷叶清热宣胃，滑石、甘草和中清暑，藕节、茜草通瘀散滞而不燥。一服暑消，再剂去香薷、杏仁不再宣通肺气，用桃仁、童便，破瘀结引血下行，一服而瘀滞尽去。临床治病，全在详察病因病机，时令季节，不可忽略，所以辨证论治，细心体会，认真思考，是中医治疗的重要关键。”

石　瘕

陈姓女，23 岁，某年春 3 月，午后来蒲老处求诊，自诉月经三月多未潮，渐渐腹胀疼痛，小腹硬，手不能近，连日流血，时多时少，坠胀难受，食欲减少。某医院检查，认为“是妊娠，已五六月”。而患者自知非孕，与第一、二次妊娠不同。观其颜青，舌色紫，扪其腹，拒按，大如箕，脉象沉弦涩。末次月经是去年 12 月中旬，正在经期，随夫运货，拉车于旅途之中，自此月经停止，下月应至不至。蒲老指出：“此病实非孕也，腹大如箕非三月孕形，腹胀痛而小腹坠甚，拒按而坚，亦非孕象，且连日流血而腰不痛，又不似胎漏。此必经期用力太过，兼之途中感受冬候严寒所致。”《灵枢·水胀》曰：“石瘕生于胞中，寒气客于子门，子门闭塞，气不得通，恶血当泻不泻，衃以留止，日以益大，状如怀子，月事不以时下，皆生于女子，可导而下。”此女体素健壮，主以当归饮、血竭散合剂：当归二钱，川芎二钱，醋制鳖甲五钱，吴萸一钱五分，桃仁、赤芍各二钱，肉桂一钱，槟榔一钱，青皮一钱，木香、莪术、三棱、大黄各一钱，延胡索二钱，血竭一钱。浓煎温服。此方仍温通破坚之剂，服一剂，下掌大黑血一片，痛稍减，坠胀不减，脉仍如故。乃以原方再进，并随汤药送化癥回生丹一丸。次日其妹来告："服药一时许，患者突然昏倒，不知人事，手足亦冷。见下衣皆湿，宽衣视之，皆为血块，大如碗者一枚，余如卵者数枚，色多瘀黑，不一会，手足自温，神志渐清。今日有恶心，不思食，昨日之药，能否再服？"患者自觉小腹胀痛俱减，但觉尚有似茄子硬块未去。蒲老思之良久说："大积大聚，衰其半而止；大毒治病，十去其六。况血海骤空，胃虚不纳，宜急扶胃气。"原方止后服，易以异功散加味：党参三钱，白术、茯苓、炙甘草各二钱，砂仁、香附、陈皮各一钱，当归、白芍各二钱，生姜三片，大枣四枚。嘱服二剂。越三日，其妹来告："服药后，胃口已好，睡眠亦安，已不流血，惟连下豆渣状物，今晨复下卵大硬块，色白，坚如石，弃之厕中。"惜未将其送化验室分析。再以十全大补，连服三剂，诸症皆除，惟全身浮肿。蒲老告之曰："此虚肿也。"仍以十全大补，肉桂易桂枝又进三剂，身肿消失，精神渐复，停药，以饮食调理。又一月恢复健康，月经应期而至，一切如常。

虫　蛊

蒲老之舅父，身体素健，亦无宿疾，惟嗜饮酒，善怒。时年52岁，因大怒后，过饮，自此胸胁胀满，食欲减少，曾服理气解酒、和胃舒肝之剂，病势反进，腹渐胀大，其硬如石，下肢肿大按之坚，鱼腹穿小孔流黄水，阴囊亦穿小孔流黄水，并有臭味，脐突，胸亦高起，头面上肢微肿，起坐困难。腹胀甚时，必须用力在胁下拳击之，吐出青黄水十余口稍快。数日后病如故，大小便均不利。请医或用和脾之剂，或用活络消瘀之剂，俱不效。延之八月余，其脉沉弦涩，舌色红润不思饮，舅父找蒲老说："你可为我设速决之剂，非生即死，惟希早死为快。"蒲老归而思之，大积大聚，非毒药不可治之，乃制温白丸一料，如梧子大，嘱以每日服七粒，白开水下，日进一次。服后，次日复诊，舅父说："你配制之药服后难受之至，宁死不再服。"而蒲老舅母说："服后虽难受，曾吐青黄水一碗许，今日腹胀觉软，但不愿再服，劝他仍不服。"隔数日，腹胀甚，急取丸药，倾出约三十余粒顿服之，自云："早死为快。"服后烦躁不安，半小时许昏迷如绝，急召蒲老，舅已不能言，四肢微厥，呼吸不促，脉仍沉弦涩，蒲老守其侧，一时许突然吐出黄水数碗，即能言"要大便"，扶于便桶，泻下恶物，极臭块状夹黑水直下，量欲半桶。泻后扶到床上，又吐出虫二条，长八寸，粗如笔管，色黄形似蟮。吐后遂昏睡不语，但呼吸仍安定，身有微汗，脉亦微细不躁。蒲老嘱勿唤，任其安睡，自觉为佳。至次日中午始清醒，予以清稀粥调养。因病久厌药，亦不再进，惟以饮食调理之。数日之后，肿消阴囊及鱼腹之小孔亦敛而愈，两月余，恢复健康。自此不复饮酒，闻之则恶心。数年后，在盛怒之下，倾冷酒大饮一碗许，旋即胸满，呕逆不食，劝之始终不悦，亦拒服药，三日而死。蒲老因叹曰："人之元气，不可不谨养也。"

二、妇科治验

妇科的疾病，一般分经、带、胎、产四大类，其余均与男子所患的疾病同。因此，中医妇科与内科之间，常常是有紧密联系而又有区别的。蒲老就具备既擅内科又擅妇科的特点。在他的临床治验中，对妇科疾患，除运用妇科病的基本治疗原则（寒则温之，热则清之，虚则补之，瘀则消之）作为临床实践的理论指导，同时，还紧密地结合内科的理论体系作为辨证论治的认识依据。我们对蒲老妇科的经验，接受尚少，体会尚浅，不能窥得全貌，仅从门诊病例中选择部分的月经病及产后病加以初步整理。可以看出，同是月经不调，或同是月经过多，其证有虚有实，其治则有补有消。根据不同的病情，用不同的治法，收相同的效果，体现出中医辨证论治的临床意义。

月经不调一

谭某，女，20 岁，学生，未婚，于 1960 年 12 月 12 日初诊。

患者月经从初潮起，周期不规律已六年之久，每月来潮二三次，量少，色淡，劳动或稍累后，即淋漓不断，近四个月来加重，前不久曾服过益母草膏后，夜间经量较多，经期有小腹及腰背痛，腹部喜按喜暖。一年多来常有大便溏稀，日三四次，小便正常。食纳欠佳，胃酸多，睡眠不佳，梦多。面黄，脉弦虚两尺弱，舌淡无苔。根据脉证，乃脾肾两虚之象，治宜温脾益肾。处方：

香砂六君丸九两，每次饭后服一钱。

金匮肾气丸三十丸，每晚服一丸。

12月17日二诊：服药后症无变化，昨天月经来潮，量多，色红，有血块，余无不适，脉弦滑，舌质正常无苔。值经行，改用调和气血之剂。处方：

当归一钱五分　川芎一钱五分　白芍二钱　干生地二钱　制香附二钱　艾叶二钱　茜草二钱　川续断一钱五分　益母草二钱　藁本一钱五分

红糖引，服二剂，以后继服初诊之丸剂。

至1961年8月8日，因考试后失眠，复来门诊时，谈其月经，自长期服丸药后，已按月来潮，量及色均已正常，经行一般五天，证明月经已恢复正常。

按：患者在14岁开始初来月经起，一直周期不准，劳累后淋漓不断，量少色淡，腹痛而喜按喜暖，加之平时便溏，面黄，脉弦虚尺弱，舌淡无苔，证属脾肾两虚，用健脾益肾之法，月经即转正常。由此可见，脾主信而统血，肾为天癸之源，脾肾虚弱与月经关系至切，而脾肾又关乎冲任。因冲脉隶属阳明，阳明与太阴为表里，冲任不固，则月经失调，且易引起劳则淋漓。治其脾肾，即所以调冲任，冲任调，则经期未有不准者。若不辨虚实，单纯以四物汤作为调经通治方，难以收到应有效果。

月经不调二

葛某，女，41岁，干部，已婚，于1960年5月10日初诊。

患者月经失常已久，每月后期，量少，色黑有块，来时少腹胀痛，并有头痛头晕，午后五心烦热，汗出，口干喜凉饮，失眠，两下肢膝关节时痛，偶尔面和四肢浮肿，大便不爽，肛门灼热，小便黄而热感。脉沉涩有力，舌质淡红，中心有黄腻苔。根据脉证，由湿热郁闭三焦，络脉阻塞，肝失疏泄，胆火上蒸，以致月经不利，形成上述诸症状。治宜清热利湿，解郁活络，消瘀行滞。拟龙胆泻肝汤加减兼当归龙荟丸并进。处方：

龙胆草一钱五分　细生地三钱　车前子三钱　麦门冬二钱　当归尾一钱　炒栀子一钱五分　枯黄芩一钱五分　柴胡一钱五分　甘草梢一钱　鸡血藤二钱　白通草一钱五分　泽泻一钱五分

水煎取汁，送当归龙荟丸一钱，连服三剂。

复诊：服药后烦热、汗出、口干俱减，月经来潮色转淡红，偶尔尚见黑色，血块已减，量仍不多，仍感头痛，少腹胀，胃脘不舒，消化欠佳。脉右三部细数，左寸尺沉数，左关细数，舌红少津，苔黄中心有裂纹。壮火虽挫，病势略减，但消化力弱，未可急攻。主继续宣通郁热、和络消瘀为治，以越鞠加味，作成小剂缓图，以顾胃气。处方：

炒栀子一两　制香附一两　川芎一两　炒苍术一两　建曲一两　刺蒺藜二两　郁金一两　桃仁一两　桑枝二两　川萆薢一两　当归尾一两　血竭花五钱　怀牛膝一两　没药五钱

共研为粗末，和匀，分二十包，每日煎一包，分二次热服。

服后诸症消失，食欲增进，月事亦畅通，腹胀及血块均亦消失。

按：月经不调，其治有四：寒则温之，热则清之，虚则补之，实则泻之（瘀者行之，滞者通之）。本例经血不利，乃由湿热郁闭、络脉阻滞而成。湿郁则化热，热郁则血结，故以清泄湿热为主。若单调经，不清除湿热，则热愈郁而血愈结，月经亦终不调。

又按：两例月经，一虚一实，其证不同，其治亦异，说明虚当补，实当泻的道理。同时，还必须辨明虚实之由，如后者因湿热郁阻，故又取龙胆泻肝合当归龙荟，直接清热理湿，不单是从妇科求治法，亦从内科求治法，以此类推。

痛经

吕某，女，成年，干部，已婚，于 1956 年 2 月初诊。

患者月经不准，已十余年，周期或早或迟，血量亦或多或少，平时小腹重坠作痛，经前半月即痛渐转剧，既行痛止，经后流黄水十余天。结婚九年，从未孕育。近三个月月经未行，按脉沉数，舌苔黄腻，面黄不荣。知本体脾湿素重，先予温脾化湿，和血调经，双方兼顾。处方：

白术、桂枝、当归、泽泻、香附各二钱　茯苓、益母草各三钱　川芎、延胡索各一钱五分

三剂后舌苔化薄，觉腰腹痛，有月经将行之象。接予温经和血：

当归、白芍、白术各二钱　官桂、川芎、苏叶各一钱五分　炒干姜、炒木香各一钱　吴萸八分、益母草三钱

服后未见变动，因之细询问病原因：冬令严寒，适逢经期，又遇大惊恐，黑夜外出，避居风雪野地，当时经水正行而停止，从此月经不调，或数月一行，血色带黑，常患腰痛，四肢关节痛，白带多等症。据此由内外二因成病，受恐怖而气乱，感严寒而血凝。治亦宜内调气血，外去风寒，遂予虎骨木瓜丸，早晚各服二钱。不数天月经行而色淡夹块，小腹觉胀，脉象沉迟。方用：金铃子散、四物汤去地黄加桂枝、吴萸、藁本、细辛。经净后仍予虎骨木瓜丸，经行时再予金铃子散和四物汤加减。如此更迭使用，经过三个月的调理，至6月初经行而血色转正常，量亦较多，改用桂枝汤加味调和营卫。因病情基本好转，一段时间用八珍丸调补。此后或因劳动或其他因素，仍有痛经症状，治法不离温经和血，平时兼见胃痛、腰痛和腹泻等症，则另用温中化浊、活络等法，随证治疗。由于症状复杂，病史较长，经过一年多诊治，逐渐平静，于1957年4月始孕，足月顺产。

按：本例病程历十二年之久，经中西医治疗，恒以神经衰弱、气血两虚进行调理，但始终未中病机，卒无成效。来本院时，初亦以温脾化湿、和血调经，不见改善，乃详溯病因，始知由经期突遭大恐，受严寒冰雪侵袭，因而经乱渐停，诸症丛生。《内经》："恐则气下，……惊则气乱。"正在经期，气乱血亦乱，兼受严寒，以致血涩气滞。明因之后，故改用内调气血、外祛风寒合治之法，病情逐渐好转，调理一年，而十二年之沉痼，始竟全功。婚后九年不孕，竟获妊娠。

经行抽搐

何某，女，21岁，未婚。

三年前因寒夜起床大便，感受冷气昏倒，此后每次月经来潮时，即发生麻木抽搐，经后始平，腹痛量多有紫血块，曾经各医院治疗二年余，未见显效。诊其脉象弦虚，舌正无苔。乃本体血虚，风冷之气，乘虚而入，邪气附着，营卫失和，以致经期抽搐。治宜调和营卫，祛风活络。处方：

当归、桂枝各二钱　吴萸八分　细辛七分　黄芪、白芍各三钱　防风、川芎各一钱五分　桑寄生四钱　生姜三片　大枣三枚　连服七剂。

下月行经，即无抽搐，但感觉麻木未除，仍用前法。经净后，即停汤剂，早晚各服十全大补丸二钱。再至下月经期，麻木亦微，惟腹部仍有不适感，已不似从前疼痛。经期仍服汤剂；经后，早服十全大补丸二钱，晚服虎骨木瓜丸二钱。数月后诸症平，经期亦复正常。

按：此例某医院检查，血中之磷、钙均较正常人减少，自服中药后，不仅症状逐渐消失，且血中磷、钙亦转正常，这里是由病愈而磷、钙自动恢复，抑药物有促进磷、钙增长作用，是值得探索的。

月经量多夹块

蔡某，女，25岁，已婚，干部，于1956年6月28日初诊。

患者月经过多约一年，经某医院用黄体酮等治疗无效。最近七、八个月来经期尚准，惟经量逐渐增多，每次经行七～八日，夹有血块，经期有腰痛及腹痛。旧有胃病未愈，平时食纳欠佳，睡眠不好，梦多，大便时干时溏，小便黄热。并有头晕，面不华，久站或头向下垂之过久，则有恶心或呕吐现象。右下腹部有压痛。妇科内诊：外阴正常，子宫体后倾，质软，圆滑，能动，约有小广柑大小，无压痛，穹窿阴性，宫颈下唇有少许糜烂。脉象弱软，舌淡无苔。此属冲任不固，气血失调，流血过多，五脏失营。治宜固冲任，调气血，并应增加营养及适当休息，节欲戒怒。处方：

红人参二钱　茯神三钱　白术三钱　炙甘草二钱　龙眼肉五钱　炒枣仁五钱　炒远志二钱　绵黄芪一两　巴戟天五钱　杜仲五钱　破故纸三钱　牛膝二钱　龟甲二两　鹿角霜一两　服五剂。

7 月 3 日复诊：于 6 月 30 日月经来潮，与上次无异，量多，色紫，有血块，并夹白色粘膜样物，精神欠佳，身乏无力，脉数虚，仍宜原法加减。处方：

黄芪一两　当归二钱　川芎一钱五分　生地三钱　白芍三钱　潞党参三钱　生杜仲五钱　续断二钱　侧柏炭二钱　蒲黄炭二钱　炮姜炭一钱　地榆炭二钱　艾叶炭一钱　阿胶三钱（烊化）　龙眼肉五钱　三剂。

7 月 7 日三诊：药后血量减少，内夹粘膜及血块均消失，睡眠转佳，惟腿软无力，经期六天即净。脉弦虚，宜气血两补。

十全大补丸八两，每日早晚各服三钱，并以龙眼肉八两，每日用五钱煎汤送丸药。

依上法经过四个月的治疗，经量及血块逐渐减少，而至恢复正常，并获得妊娠，足月顺产。

按：月经是一种正常的生理现象，如潮之有汛，故亦称月汛。若经行过多，则已失其常候。其因不外两种情形：一属血热妄行，治宜清热凉血，以遏其流；一属冲任受伤，血失统制，治宜调补冲任，以固其源。本例则属后者，故取甘温调养，以奇经为主，经四个月治疗，不仅月经渐复正常，而且受孕。

经漏一

汪某，女，39岁，已婚，干部，于1957年10月30日初诊。

患者月经紊乱、淋漓不止已四年，因四年前生育第三胎之后，阴道一直流血，量多，有时色淡，有时深紫，夹有小血块，每次持续流血七八天，停三五天再发生流血状况，一年后出国期间，曾稍有好转，经期无腹痛，惟有小腹坠胀和腰酸。今年五月，经妇科检查，认为子宫纤维变形可能为子宫瘤之前期。本次月经为10月9日，10月16日已净，10月19日又来潮六天，量不多，呈褐色样。有时心跳头晕，口渴思饮不多，食欲、睡眠及二便均正常。脉象迟而缓，尺无力，舌正无苔。由冲任损伤，久则成漏，治宜调补冲任。处方：

醋制龟甲一两　鹿角霜一两　生龙骨六钱　破故纸三钱　生杜仲四钱　续断二钱　杭巴戟三钱　山萸肉三钱　怀山药四钱　龙眼肉四钱　莲房（微炒焦）一个　川牛膝二钱　十剂。

二诊：距上次月经刚二十天而又来潮，量多，色鲜红夹有小血块，腰酸，睡眠易惊醒，食欲及二便正常，脉象寸尺俱沉，两关微弦，舌正无苔，正值经期，治宜益气和血，兼化瘀滞。处方：

生黄芪四钱　当归二钱　干生地四钱　白芍三钱　川芎

一钱五分　炒丹皮一钱五分　炒黑豆五钱　藕节五钱　茜草根三钱　十剂。

三诊：上次月经共行五天，来去俱畅，无腹痛，近半月来白带稍多，质稀无气味，腰不痛，月经将至，食欲佳，二便正常，睡眠好，头晕及心跳消失，六脉缓和，此漏证基本向愈，惟宜善养，月经来潮时服第二次方剂以调和气血，月经停止之后，再服第一次方三剂，以固护冲任。

四诊：经治疗约半年，月经已正常，最近月经又稍紊乱，经行不畅，量少，腰酸痛，食欲不佳，大便干，两三日一次，因上夜班，睡眠至多五～六小时，头晕，目倦，少精神，平时白带多，脉象左关迟缓，右关沉弦，舌正无苔。此属血滞，由情志过急所致，治宜活血行瘀。处方：

当归二钱　川芎一钱五分　赤芍二钱　干地三钱　桃仁一钱五分　红花一钱五分　酒军一钱　桂枝二钱　泽兰二钱　刘寄奴三钱　炮姜一钱　炒黑豆五钱　鸡血藤二钱　二剂。

五诊：服上方后，虽然月经量稍增多，但较正常仍明显为少，仍然不畅，头晕腰酸，五心烦躁，精神非常兴奋，不能睡眠，食欲不振，大便不干，脉舌同前。原方去大黄、炮姜，加炒丹皮二钱，再服三剂。

六诊：月经刚净，腰酸痛减轻，头已不晕，精神已不太兴奋，比较安静，睡眠转好，食欲亦有增进，二便正常，脉象左沉迟，右沉弦细，舌淡无苔，拟养营益气以善其后。处方：

人参养荣丸六两，每日早晚各服二钱，开水送服。

自此月经周期复准，经行畅，每次五～六天，量中等。

按：此例由于冲任损伤，兼有瘀滞，以致新陈代谢失其常度，故治疗首宜调复冲任为主，并消瘀滞，但血以和为补，故继用桃红四物，活血行滞。因为补益冲任，即所以固经漏之源；活血行滞，即所以治经漏之流。源固而流畅，则经水自无失度和泛滥之虞。

经漏二

阿某，女，38岁，1964年7月22日初诊。

半年前因过度悲伤，发生月经紊乱，每月数见，近两月明显，断断续续流血，血量时多时少，血色时红时紫，或下黑色血块。伴有气短、心慌，左少腹胀痛，腰酸，乳房胀，手心发麻，颜面及下肢微肿，平时有低热，体温多在37.3℃左右。大便偏干，小便正常，偶见白带增多。

既往史无特殊，正产一胎，小产一次。此次病后，于某医院检查，诊断为子宫颈糜烂和盆腔炎，经注射黄体酮，口服合霉素、维生素C和维生素K等药止血，病情不见好转。

舌质正常边缘不齐，苔薄白，脉象沉细，左关独弦。中医辨证为肝脾失调，热郁兼瘀，以致久漏。治宜清热消瘀，调经止血。处方：

当归二钱　白芍二钱　川芎一钱　细生地二钱　黄连（吴萸水炒）八分　黄芩一钱　炒丹皮一钱　茜草一钱　藕节四钱　炙艾叶一钱　川续断一钱五分　炒蒲黄一钱五分

7月28日复诊：前方服三剂，流血反见增多，少腹疼痛剧烈，随至某医院用止血、止痛药后疼痛略缓解，但流血依然如前，余症亦无变化，脉弦细微数，舌同前，此郁热初清、瘀血渐行之象，治宜益气止血。

处方：

黄芪八钱　当归二钱　续断一钱五分　莲房炭一个　鹿角霜四钱　地榆炭一钱　阿胶珠二钱　陈棕炭一钱

7月30日三诊：前方服三剂，血仍未止，但血量有所减少，惟活动多时血尚多，脉舌如前。前方去鹿角霜，加茜草一钱、丹皮炭一钱，再服五剂。

8月5日四诊：流血明显减少，尚感身倦乏力，腰酸，腹微胀，大便偏干，舌淡，苔薄白，脉沉细。漏血已久，心脾两伤，以调心脾为治。处方：

党参一钱　炙黄芪二钱　白术一钱五分　茯神二钱　炙甘草一钱　木香五分　炒远志一钱　枣仁（炒）二钱　龙眼肉二钱　熟地二钱　杜仲二钱　当归一钱　续断一钱　炮姜五分　五剂。

8月12日五诊：流血再减，腹胀消失，少腹偶有隐痛，脉右沉细，左弦细微数，舌淡无苔。虽漏血初减，但冲任不固，治宜滋肝肾以固冲任。处方：

当归二钱　白芍二钱　熟地三钱　白术二钱　炒杜仲三钱　续断二钱　破故纸二钱　芡实四钱　乌贼骨三钱　小茴香（盐水炒）八分　川楝子（炮）二枚　巴戟天二钱　血余炭（布包）八分　五剂。

8月22日六诊：血止症平，舌正无苔，脉沉细左关微弦。前方去血余炭、巴戟天，加肉苁蓉二钱，三剂，隔日一剂。停药观察而月经恢复正常。

按：本例悲伤气结，肝脾失调，以致热郁兼瘀而漏。故首宜清热消瘀，俟热清瘀行后，继以益气止血，血稍止，又调其心脾、滋其肝肾，而冲任得固，经漏得愈。先后缓急，井然有序。

经漏三

李某，女，38岁，护士，1963年2月1日初诊。

半年来经水不断，上半月多，下半月少，色紫，时见血块，有时小腹疼痛，恶凉喜热，一个月前于某医院施行刮宫手术治疗后，仍不断流血，血色时红时紫，经常有腰及下腹疼痛，食纳甚差，口干喜大量热饮，胃脘部常有堵胀感，大便干燥，隔三～四日一次，小便正常，心慌，寐差或多恶梦，疲乏无力，曾服中药汤剂及蜂皇精等，病情不减。脉象两寸尺弱，两关革，舌质黯淡无苔，此属漏证，由气血损伤，兼有瘀结。治宜调气血，化瘀结。处方：

艾叶一钱　清阿胶（烊化）三钱　当归二钱　川芎一钱　白芍二钱　干地黄三钱　川续断一钱五分　炮姜一钱　茜草一钱　海螵蛸三钱　柏子仁二钱　桂枝一钱　白术一钱

2月4日复诊：前方服三剂，心慌消失，胃脘堵胀减，食纳转佳，阴道流血略见多，夹黑色血块，余症同前，脉滑，舌亦如前，属瘀行血活之象，治宜调气血，固冲任兼消瘀结。

前方去柏子仁，加炒杜仲二钱、黑豆三钱，再服三剂。

2月7日三诊：流血时减，下血块后则腹痛即减，大便微干日一次，余症无变化，脉缓有力，舌淡无苔。瘀积已去，正气略伤，治宜培养气血。处方：

白人参一钱五分　黄芪二钱　炒白术一钱五分　茯神二钱　炒远志一钱　酸枣仁三钱　当归一钱五分　炮姜八分　熟地三钱　续断一钱五分　木香五分　炙甘草一钱　清阿胶（烊化）三钱　三剂。

2 月 11 日四诊：流血减少，偶感腹微痛，上腹稍胀，有时左侧偏头痛，周身酸软，近日腰酸痛，微咳晨起少量痰，食、眠、便皆如前，脉象左寸沉细、关弦细数、尺沉细，右寸微浮数、关弦大、尺沉细，舌淡无苔。属血虚肝热、肝风微动，宜养血平肝熄风。处方：

当归二钱　白芍二钱　川芎一钱　干生地三钱　旋覆花二钱　石决明（煅）四钱　炒菊花一钱五分　杜仲二钱　川续断一钱五分　龙眼肉二钱　莲房（火煅）一个　清阿胶（烊化）三钱　三剂。

2 月 14 日五诊：两天来因劳累流血又见多，夜手足冷，耳鸣，余症大致如前，脉寸尺弱关弦虚，舌淡无苔。漏血过久，冲任不固，稍事操劳，血必妄行，治宜强肝肾以固冲任。处方：

干熟地五钱　炒白术三钱　鹿角霜五钱　阿胶珠二钱　炒杜仲三钱　川续断一钱五分　山萸肉二钱　肉苁蓉三钱　炮干姜一钱　三剂。

2 月 18 日六诊：流血显著减少，腰及腹痛见轻，脉弦大而急，舌如前。前方加地榆二钱，再服三剂。

2 月 21 日七诊：血已基本止，惟有时尚有少许粉红色液体，胃纳欠佳，偶有心悸，余症基本消失，脉寸尺弱，两关沉细。由病期过久，流血过多，治宜调补心肝脾，拟人参归脾丸缓补之，连服一月血止经调而痊愈。

按：三例经漏，皆用和血消瘀之法，但各视病人具体情况而定。或先固冲任而后消瘀，或先消瘀而后固冲任，或兼清热而消瘀，灵活掌握，不可拘泥。

经行如崩一

黄某，女，30 岁，已婚，1956 年 10 月初诊。半年前曾因月经流血过多，施行刮宫术一次，术后又以淋沥不止，住院两月之久，以后每次经行，仍然大量出血，常致休克现象，必须至医院施行急救，注射止血针等。月经周期不准，有时为半月一次，有时二十多天，来时有鲜红血块，四肢酸痛难移，头痛头眩，耳鸣心跳，面色苍白，食欲不振。诊其脉象右微左涩，舌中心裂如镜。由去血过多，气血两亏，而止之过急，络中瘀滞，因而脉证虚实互见。但毕竟虚多实少，虚者当补，实者当消，法拟益气养荣为主，消瘀为佐。处方：

鹿角霜二两　龟甲一两　红人参、续断各二钱　白术、补骨脂、海螵蛸各三钱　杜仲四钱　龙眼肉五钱　每晨并服化癥回生丹二十粒。

11 月复诊：服后腰痛、腹痛均见减轻，精神亦转佳。因其经前心中紧张喜哭，脉沉迟无力，有脏躁现象，原法参入甘麦大枣汤意。处方：

龟甲二两　附子、巴戟、补骨脂、炙甘草各三钱　小麦、大枣各六钱　杜仲四钱　白术二钱

三诊：因其腰痛一月半未瘥，自腰部至两大腿中部有时酸痛，有时刺痛，改进温补肾阳而强腰膂之法。处方：

黄附片、白术各三钱　杜仲、补骨脂、熟地各四钱　狗脊、枸杞子、桑寄生各五钱　川牛膝二钱　鹿角胶六钱（烊化冲服）

1957 年 1 月四诊：症状虽有好转，但尚未见显著进步。总由去血过多，气亦大伤，内不足荣脏腑，外不足濡筋骨而利关节。继宜培气血，强心肾，建中气。处方：

西洋参、炙甘草、陈皮各一钱　白术、茯神、龙眼

肉各三钱　山药、茯蓉各四钱　龟甲五钱　砂仁二钱　加姜、枣煎。

连服十剂，症状大好，全身亦不太累，又按原方再进，另用参茸卫生丸，每日二丸，分早晚两次开水送下。

至2月底月经来潮只有五日，血量仅较一般略多，腰腿痛均减大半，并能停止一切西药。续予黄芪建中汤加术、附，早晚另服右归丸。经过两个月后，经行渐趋正常，4月份月经逾期十六天未转，妊娠试验阳性，已怀孕矣。

按：流血过多而致休克，其为气血两亏可知。但止之过急，往往留血成瘀，故第一步以补虚为主，消瘀为佐。血虚则肝失所养，欲作脏躁，肝苦急，急食甘以缓之，故第二步参入甘麦大枣。气为血帅，血虚则气无所附，故第三步益气以统血，则气血调而月事以时下。

经行如崩二

汪某，女，50岁，已婚，干部，于1962年9月29日初诊。

三星期前月经来潮，至今二十余日未止，开始量少，一二天后突然血量增多，并有血块，近几日来少腹疼痛，腰痛，曾服中药数剂及注射止血针，仍不止。现血块略少，头目眩晕，食欲尚佳，二便正常，自觉手心发热，有时微汗，精神不佳，面黄不泽，脉五部沉弱，右关独洪大，舌质淡，无苔。属中气不摄，冲任不固，流血过多，致气血两亏。治宜甘温固涩，以圣愈汤加味，补中气，固冲任，益阴止血，庶免血亡气脱之虞。处方：

当归二钱　川芎一钱　白芍二钱　熟地黄四钱　红参三钱(另煎)　炙黄芪八钱　清阿胶二钱(烊化)　炒续断二钱　地榆炭二钱　莲房炭四钱(存性)　服二剂，浓煎，频频服之，不拘时。

9 月 30 日二诊：服药后经血减少，腹痛稍轻，手心发热亦减。仍觉腰痛，站立及行走时仍觉眩晕，食欲及二便尚佳，睡眠不佳，脉沉弱、右关略缓，舌质淡无苔。仍宜益气养血，并固冲任。处方：

红参三钱（另煎）　炙黄芪五钱　白术二钱　当归二钱　茯神二钱　枣仁二钱　炒远志一钱　龙眼肉二钱　醋制香附五分　熟地四钱　炙甘草一钱　鹿角霜四钱　炒杜仲二钱　炒续断二钱　荆芥炭五分　服三剂。

10 月 3 日三诊：流血已大减，手心已不热，小腹尚有微痛，腰髋酸欲痳，食欲、睡眠、二便均正常，脉右弱而缓，左三部沉弱，舌质淡无苔。仍用调气血、固冲任。处方：

红参三钱（另煎）　炙黄芪五钱　当归二钱　熟地三钱　白术二钱　茯神二钱　枣仁三钱　龙眼肉二钱　炒杜仲二钱　鹿角胶二钱（烊化）清阿胶二钱（烊化）　破故纸二钱　炮姜炭五分　木香三分　服三剂。

10 月 4 日四诊：服药后血已止，小腹已不痛，尚有头眩、耳鸣及腰痛。因二夜未睡好，身疲酸软，筋惕，脉寸尺弱，两关弦虚，舌质正常无苔。由气血两伤，八脉空虚，治宜补气血，滋八脉。处方：

红参三钱（另煎）　当归二钱　熟地四钱　鹿角胶二钱（烊化）　清阿胶二钱（烊化）　龟甲五钱（打破）　山药三钱　山萸肉一钱五分　茯神二钱　枣仁三钱　龙眼肉二钱　炒杜仲三钱　炒续断一钱五分　枸杞子二钱　服三剂。

另以黄芪二两，当归五钱，布包，仔鸡一只同炖，炖烂后去药食之。后以十全大补丸及人参归脾丸调理而愈。

按：《内经》曰："女子……七七任脉虚，太冲脉衰少，天癸竭，地道不通……。"今患者年及五十而月经反多，类似崩证。乃由过劳伤中，气不摄血。其右关脉独洪大，即是中气空虚，真虚假实之象。所以始终治以补气血、固冲任之法，而收痊愈之功。全部治法，前方以中气为主，后方以肝肾为主，这是先后缓急之措施，其要点在于辨之明，处之当。

崩漏不止

周某，女，54岁，1962年6月22日初诊。

患者阴道流血已四月余。从去年起月经每数月来潮一次，量稍多，夹有血块。今年春节期间，连续流血十五天，止后四十多天又开始流血，迄已四月之久，始终不止，血色鲜红或偶下烂肉样血块，素有头晕目赤，腰疼，大便干燥，小便正常，尚能行动和操持轻微家务。询其过去病史及生育情况，曾有性病历史，早已治愈，正产八胎，健在三人，余均早夭。诊其脉两寸尺均弱，左关弦急，右关弦缓，舌质嫩红，舌苔薄白。此属崩漏日久，荣气已虚，冲任不固。治宜调复冲任，止血化瘀。处方：

干地黄五钱　当归三钱　清阿胶三钱（烊化）　川续断二钱　炒杜仲二钱　炮黑姜一钱五分　茜草二钱　乌贼骨三钱

服六剂。

复诊：阴道流血今天开始稍减，精神、食纳、二便均如常，睡眠亦可，脉寸细关弦尺弱，舌淡苔薄白。于原方加白芍二钱、艾叶一钱、醋制香附一钱五分，服十剂。

三诊：四个多月之阴道流血，服药后基本停止，但尚有白带，偶有心慌，头不晕，胃纳佳，二便正常，脉沉弱，舌质、苔同前。由于病程过久，气弱血虚，非益气无以助统摄之力，故用参、苓、术、草，非补血无以复血海之损，故用归、地、阿胶。然补而毋滞，故仍用乌贼、茜草、香附以化瘀理气。处方：

党参二钱　白术二钱　茯苓二钱　炙甘草一钱　当归二钱　干地黄三钱　清阿胶三钱　乌贼骨三钱　茜草一钱　制香附一钱　服五剂。

六至十二诊：最近两月一直未见阴道流血，精神体力均逐渐恢复，食眠俱好，间有头晕、目眩、噫气、腰疼、白带等。其脉沉弱或沉缓，舌质色正，苔多薄白。荣虚气弱，冲任不固，始终以养荣益气为主，兼调补冲任，下方进退共服五十四剂。处方：

炙黄芪三钱　当归二钱　干地黄五钱　清阿胶三钱　白芍二钱　炒杜仲二钱　续断二钱　乌贼骨三钱　茜草一钱

或加地榆炭，艾叶炭，或加怀山药、炮姜炭。

按：傅山谓："妇人有年五、六十，经断已久，忽又行经者，或下紫黑块，或红如血淋，或谓是还少之象，谁知是血崩之渐。"本例年已五十之外，又流血四月之久，渐成血崩，且老妇阴精既亏，岂容久漏，恐血脱而气立孤危。究其本原，来自冲任不固，血海空虚，故急用归地阿胶养荣滋阴，杜仲、续断调复冲任，妙在不去止血而惟补血，而以黑姜引血归经，是补中又有收敛之意；尤以乌贼骨、茜草祛瘀生新，是应用古人"气以通为补，血以和为补"之旨。若一见血崩，即用止涩之品，虽亦能取效于一时，恐随止随发，不能痊愈。必须于补血之中，兼行瘀和荣之用。

闭　经

白某，女，27岁，已婚，1956年5月11日初诊。

患者月事不以时下已二年半之久。近一月来头晕目眩，心跳胸膈不舒，睡眠不佳，饭后脘胀，消化力弱，二便尚调，颈部右侧淋巴腺肿大约一年。现已两年零两个月经水未来潮，自觉脐下有软包块，按之则痛，肌肉日见消瘦。检查：脉搏82次/分，体温37.4℃，血压104/64毫米汞柱。颈部右侧淋巴腺肿大，约1厘米×1厘米，心、肺正常，肝在肋下能扪到边缘，腹部胀气，子宫体正常大小，后倾能动，左右穹窿无扪痛，子宫颈口有轻度糜烂。脉象两寸微，两关弦，两尺沉涩。此属肝郁脾弱，心肾不交。《内经》谓："二阳之病发心脾。"女子不月，治宜先调肝脾。处方：

抱木茯苓三钱　炒白术三钱　当归二钱　白芍二钱　醋炒竹柴胡一钱五分　丹皮一钱五分　炒栀子一钱五分　甘草一钱　制香附三钱　夏枯草三钱　吴萸八分　生姜三片　四剂。

复诊：服上方，头晕、目眩略减，饮食渐增，胸膈略舒，大便正常，月事仍未至，颈部淋巴腺仍肿大，脉如前，原方加消瘰之品。处方：

抱木茯苓三钱　炒白术三钱　当归二钱　白芍三钱　醋炒竹柴胡一钱五分　甘草一钱　丹皮一钱　炒栀子一钱五分　川芎一钱五分　制香附三钱　夏枯草三钱　莪术二钱　三棱二钱　海藻三钱　牡蛎四钱　五剂。

三诊：服上方食眠较好，浑身皮肤觉痒，颈淋巴核略软，午后微短气，并见手足心热，脉尚如前。此经闭日久，络脉受阻，气血不和，仍宜调和肝脾，并主通经和络。病程日久，宜以丸剂徐图，兼服下方。处方：

1. 当归二钱　白芍三钱　白术三钱　桂枝二钱　泽泻二钱　川芎二钱　茯苓三钱　甘草一钱　制香附三钱　鳖甲五钱　鸡内金三钱　川楝炭二钱　五剂，每日上午服一次。

2. 大黄䗪虫丸十丸，每夜服一丸，开水送下。

四诊：药后腰腹胀，仅下白物，未见红色，午后手足心热减，大便正常，消化稍差，舌苔秽滞，脉象如前，宜原方加减续服：

1. 当归二钱　白芍二钱　醋炒柴胡二钱　白术二钱　川芎一钱五分　制香附二钱　三棱二钱　莪术二钱　官桂一钱　鸡内金五钱　川楝子(炮)二钱　炒小茴一钱　藕节五钱　三剂。

2. 大黄䗪虫丸六丸。服法同前。

五诊：药后三天下少许红液，有似月经，间日又见少许，腰痛，小腹胀痛，二便正常，脉象转为弦滑。此血滞络阻日久、肌肉消瘦，若不通经消瘀，终必经闭血枯，今经有欲通之象，宜乘势续进。处方：

1. 当归二钱　川芎二钱　白芍三钱　桂枝三钱　三棱三钱　莪术二钱　丹皮二钱　延胡索二钱　五灵脂三钱　炙鳖甲五钱　川楝子二钱　鸡内金五钱　乳香、没药各一钱　三剂。

2. 大黄䗪虫丸六丸。

六诊：三次攻剂之后，下血之量虽不多，兼有粘膜及白物。小腹按之痛，脉沉小紧，大积大聚，衰其半而止，改用调胃理气和血之剂。处方：

茯苓五钱　白术二钱　当归二钱　白芍三钱　桂枝二钱　香附三钱　橘核二钱　川楝子（炮）三钱　泽泻二钱　鸡内金五钱　官桂一钱　木香一钱　五剂。

七诊、八诊：病情比较缓解，阴户下气（阴吹），时有粘膜脱出，小腹及腰仍有胀痛，脉弦滑。改用舒肝理脾，疏利积气。处方：

竹叶柴胡一钱五分　制香附三钱　当归二钱　川芎一钱五分　川楝子二钱　五灵脂三钱　京三棱二钱　蓬莪术二钱　鸡内金三钱

先后十剂，并送茴香橘核丸，每次二钱，日二次。

九诊：月经来潮，量尚不多，有小血块，色紫黑，共行四天，腰已不痛，食、便正常，脉弦滑。病人至此经事已通，气血初顺，仍以原法调理。再过两月，而体力精神渐复，以后又有妊娠。

按：月经闭止而见肌肉消瘦，头晕目眩，气短心慌，手足心热，饮食较差，欲作风消之候，人见之莫不知其为虚，但颈部淋巴结核，气郁之象，少腹胞块能移，血瘕之征。根据《内经》："二阳之病发心脾。"先调肝脾，使其饮食渐增，头晕目眩渐减，而后通经化瘀，以法攻之。若只知其为虚，而补气补血，不知其月经久停，络脉受阻，气血不和，瘀结已成，而忽视通经化瘀，则虚者愈虚，闭者日闭，瘀者日瘀，而为血枯经闭。故用三攻之法，而月经即有欲通之机，虽不补而补已寓其中，气以通为补，血以和为补。三攻之后，而即用调胃理气和血之剂，虽不再攻而攻已尽其用，"大积大聚，其可犯也，衰其大半而止"。

滑　胎

（习惯性流产）

姚某，女，35 岁，已婚，1958 年 5 月 30 日初诊。

婚后十二年，先后流产或早产五次。其中一次是妊娠四个月流产的，余均为五个月和六个月。每于妊娠一个月后必漏血十余天，并同时出现血压降低，引起头晕，至三、四个月左腿及左腰疼痛，虽屡次积极进行保胎措施，仍不能避免妊娠之中断。在第四次妊娠时，曾服胎产金丹亦未获效。现已怀孕两个多月，近二十天内有恶心呕吐，择食，大便稍干，小便正常，精神较差，睡眠尚可。诊其脉左关沉弦短，右沉滑，舌正无苔。根据病史西医诊断为习惯性流产，中医则属滑胎。现有恶阻之象，治宜先调脾胃，次固肝肾；待脾胃健强，续予补肝肾以固胎本，并建中气以养胎元。处方：

台党参二钱　白术二钱　茯苓二钱　炙甘草一钱　广陈皮一钱五分　砂仁一钱（打）　藿香二钱　山药三钱　生姜三片　大枣三枚

此方缓服三剂，恶阻止后，继服下方，以泰山磐石与安胎银苎酒加减合方：

熟地黄四钱　白术二钱　制黑川附子一钱　别直参一钱　杜仲三钱　当归一钱　桑寄生三钱　杭巴戟三钱　苁蓉三钱　川续断二钱　苎麻根三钱

此方每剂煎两次，每次煎一小时，共取 400 毫升，分两次温服。一周服一剂，并绝对控制性生活，以免扰动胎元。

患者按法服之，直至足月顺利分娩。

按：本例五次流产，已成滑胎之证，即习惯性流产。每次妊娠月余时，必漏血十余天，又兼胎漏之象。究其原因，一系脾胃较弱，胎气失养，一系肝肾不足，胎本不固。治之之法，首调脾胃，继强肝肾，使胎得所养而本且固。佐以苎麻根等以兼顾胎漏，因而第六次妊娠赖以足月顺产，其效甚显。

产后受风

李某，女，29岁，1963年10月15日初诊。产后已二周（第三胎），恶露未尽，头痛身疼，恶寒不发热，微汗出，背及两膝关节发凉，饮食如常，大便干结，小便通畅，脉浮缓尺弱，舌质淡，苔薄白。此属产后受风，营卫不和。宜和营卫，祛风为治。拟熟料五积散加减。处方：

党参一钱　茯苓二钱　炙甘草一钱　苍术一钱　厚朴一钱　枳壳（炒）一钱　陈皮一钱　当归一钱　川芎一钱　白芍一钱　桂枝一钱　白芷一钱　桔梗一钱　防风一钱　黑豆三钱　生姜三片　大枣三枚

用好醋一小酒杯，水半杯，和匀，将药浸湿炒成黄色为度，再加水慢火煎取200毫升，分三次温服，每日一剂，连服三剂。

复诊：头痛、身痛俱减，余症同前，脉沉细涩，舌质正常无苔。认为外感已解，血气未和，宜调和气血为治。处方：

当归一钱五分　川芎一钱　干生地三钱　白芍一钱五分　黄芪三钱　桂枝八分　炙甘草八分　阿胶珠二钱　艾叶一钱　续断一钱　炮姜一钱

再服三剂，诸恙皆平而获痊愈。

按：产后气血新虚，瘀滞未尽，营卫未和，风邪乘虚而入，此时纯补则碍邪，驱邪则伤正。故取调和营卫、祛风除湿之法，宗熟料五积散加减，攻补兼施。连服三剂，头痛身疼解除，恶露仍未尽。此风邪已去，营卫未调。继以胶艾四物汤与黄芪建中汤合方，调气血，和荣卫，佐以续断、炮姜，温以行瘀，连服三剂而获痊愈。

由此体会，中医治病，重视虚实标本，或先治标，或先治本，或标本并治，或攻补兼施。此例先治标，后治本，若处理失当，则有延长病机之可能。

产后恶露不净

陈某，女，成年，已婚，1963 年 5 月 7 日初诊。自本年 3 月底足月初产后，至今 4 旬，恶露未尽，量不多色淡红，有时有紫色小血块，并从产后起腰酸痛，周身按之痛，下半身尤甚，有时左少腹痛，左腰至大腿上三分之一处有静脉曲张，食欲欠佳，大便溏，小便黄，睡眠尚可，面色不泽，脉上盛下不足，右关弦迟，左关弦大，寸尺俱沉涩，舌质淡红无苔。由产后调理失宜，以致营卫不和，气血紊乱，恶露不化。治宜调营卫，和血消瘀。处方：

桂枝一钱五分　白芍二钱　茯苓三钱　炒丹皮一钱　桃仁一钱（去皮）　炮姜八分　大枣四枚　服五剂。

16 日复诊：服药后恶露已尽，少腹及腰腿痛均消失，食欲好转，二便正常，脉沉弦微数，舌淡无苔。瘀滞已消，宜气血双补。十全大补丸四十丸，每日早晚各服一丸，服后已恢复正常。

按：患者产后四旬，恶露不尽，腰及少腹痛，周身亦痛，便溏等症。考《医宗金鉴》谓："产后恶露……日久不断，时时淋漓者，或因冲任虚损，血不收摄，或因瘀行不尽，停留腹内……产后少腹痛，其痛若微，乃产时血块未净，名儿枕。……"今患者恶露色淡红，舌淡红无苔，脉上盛下不足等，由产后调理失宜，有冲任虚损之象。但恶露有时有小血块，色紫，少腹痛，加之左腰至大腿有静脉曲张等症，则兼有血瘀之象。又兼周身痛，则因有瘀滞以致营卫不调之征，借用桂枝茯苓丸加味，用桂、芍、枣调营卫，用炮姜、茯苓、温运经脉，桃仁、丹皮消瘀和血。药后瘀滞化而少腹痛消失，营卫和而身痛止，大便亦调，以后改用十全大补丸以双补气血而善其后。前方共七味药，治疗的范围较广，而诸症皆有效，所以用药不在乎多而在乎精。药量方面，亦不在乎重。蒲老常说：药用适当，量不在乎大。量大往往药过病所，反伤胃气。用得适当，虽量小甚为有效。

人工流产后流血不止

刘某，女，37岁，1960年4月13日初诊。

患者施人工流产手术后一月，流血不止，色黑粘稠，腰酸腿软，头痛，神疲，心慌，烦躁，睡眠不佳，身微热，汗出，面黄少神，舌淡红，苔簿黄腻，脉沉涩，左关见动。认为由冲任损伤，瘀血阻滞。治宜调和冲任，消瘀止血。处方：

全当归一钱五分　川芎一钱　白芍一钱五分　干生地三钱　侧柏叶（炒）二钱　川续断一钱五分　芡实一钱五分　地榆（炒）一钱五分　生杜仲二钱　艾叶（炙）一钱

复诊：服前方五剂，流血减少，血色仍紫，舌红，苔薄黄，脉沉数。仍宜调和冲任，但因瘀久化热，于和血之中佐清热化瘀之品。前方去艾叶，加炒丹皮一钱五分，炒栀子一钱五分，莲房一个（烧半焦），又服七剂。

三诊：流血已止，诸症见轻，脉沉弱，左关微弦。根据流血日久，气血两伤，在瘀去血止后，继用益气补血，以资巩固，乃用丸药缓图。处方：

早服补中益气丸二钱，晚服人参养荣丸二钱，月余而恢复健康。

按：本例于手术后而血流不止，可能因冲任损伤之故。冲为血海，任主胞胎，冲任之脉损伤，不能约制经血，以致气血紊乱，故血流不止。同时，损伤则不能无瘀，瘀久则化热，血得热则行。故其治法，先以调和冲任，消瘀止血，继用和血清热，终以益气补血。俾冲任复，气顺血活而流血自止，月经恢复正常。

人工流产后发热

患者宋某，女性，37岁，住某医院。

病史：妊娠四月半。因坐凳不慎跌倒，以致阴道流血，于8月22日急诊入院。检查外阴正常，子宫颈外口松弛，内口闭合，宫底脐下一横指，胎音不好，阴道有血，给予保胎治疗，次日阴道流血增多，似月经样，即人工流产，手术经过顺利，但术后随即发高烧，口服四环素，而高烧寒战，连续四天不退，体温39.6℃。腹部稍胀，肠鸣音弱，剑突下至全腹均有明显压痛，有肌紧张反跳痛（+），移动性浊音（±），呻吟叫腹痛，阴道出血不多。化验检查：血：血色素11.7克%，白细胞19000/立方毫米，中性90%，单核2%，淋巴8%；尿：蛋白微量，红细胞3~4/高倍视野，白细胞7~8/高倍视野。血压120/80毫米汞柱，脉118次/分，血培养（-）。当时诊断为晚期感染性流产、败血症，连续用过土、金、链霉素及多粘菌素和中药柴胡桂枝汤加减数剂，体温于9月1日渐降至正常，但患者自觉症状仅腹痛减轻，其他无好转，身困胸闷，不思饮食，头晕。9月3日体温又升高，畏冷发烧，周身酸痛，用抗菌素皆不敏感，体温日益增高，9 月 7 日体温 39.7℃。西医会诊认为产后感染未能控制，据检查炎症不是仅限于子宫内膜，已进入肌层及结缔组织，胎盘残留不下，主张手术摘除子宫。家属及本人未同意而于 9 月 8 日请求蒲老会诊：体温 39.7℃，自诉寒热往来日数发，发寒时四肢亦发凉，热蒸时汗出不彻，胸闷，腹微满，少腹按之痛，头痛不眩，全身酸楚，不思饮食，口苦口干不欲饮，恶心呕吐一次，吐出所食之物，大便先干后稀、不畅，小便黄，恶露尚有少量，为稀薄脓样，脉象模糊，浮沉皆无力，舌质黯红，苔黄白秽厚满舌，神色不衰，语音清亮。按证实脉虚，神色不衰，是实非虚，当舍脉从证。因小产正虚，湿热蕴伏，以致复发热，形似柴胡证，但脉不弦，胁不满。张仲景虽云小柴胡证“但见一症便是，不必悉俱”，但其主要证候非属足少阳经证而似手少阳证，表现三焦郁闭之象。治宜调和三焦，疏解湿热。处方：

茯苓皮三钱　杏仁二钱（去皮）　苡仁四钱　白豆蔻一钱（打）　茵陈三钱　猪苓二钱　法半夏二钱　滑石块四钱　黄芩一钱（酒炒）　晚蚕砂四钱（包煎）　白通草一钱五分　淡竹叶二钱　二剂，每剂煎两次共取 300 毫升，分四次服。

9 月 10 日复诊：服药后潮汗周身出透，身体渐觉舒适，寒热解，体温下降。9 月 9 日上午体温 35.8℃，下午体温 36℃，大便六次而稀，色腐有脓血，化验检查找到革兰氏阳性杆菌，红细胞 30～50/高倍视野，白细胞 15～20/高倍视野。今日体温 36.6℃，大便仅一次，尚有欲便之感，腹满减，尚有微痛不舒，全身微汗续出，已能吃一碗稀粥，尚恶心，食不知味，口苦干皆减，脉沉弦缓，舌苔减。病势初步好转，继续调和三焦，清解湿热。原方去黄芩、晚蚕砂、竹叶，加厚朴一钱，藿梗一钱，神曲二钱，茯苓皮改连皮茯苓，二剂，服如前。

9月12日再诊：服药后体温稳定，头痛身酸皆除，口已不苦尚微干，饮食略知味，精神好转，前天大便四次，昨日三次，质稀有粘液，脉沉缓有力，秽腻苔再减。病势已衰，但余邪未净，继续理脾胃，和三焦，清余邪为治。处方：

连皮茯苓三钱　扁豆衣三钱　苡仁四钱　白豆蔻一钱（打）　广陈皮一钱五分　厚朴一钱五分　藿梗一钱五分　茵陈三钱　滑石四钱　生稻芽三钱　神曲一钱　三剂，每剂煎二次取200毫升，分三次服。

9月15日四诊：体温正常，大便每日一次，纳食增加，味和，精神渐振，腹胀已微，时有矢气，阴道已不流脓样液，脉和缓，舌质正红苔退净，停药观察以饮食休养十余日出院，不久恢复健康参加工作。

按：本例为人工流产继发感染，炎症不仅局限于内膜而波及子宫肌层结缔组织，胎盘残留未出，对各种抗菌素皆不敏感，西医会诊主张手术摘除子宫。而中医根据脉证，审证求因，非产后热入血室，乃产后蕴伏湿热为病。患者流产、小产已八次，由于谨防再度流产，先多睡少活动，时逢长夏，阴雨尤多，居处卑湿，久而伤气，湿邪蕴伏，复因损伤动胎，西药保胎无效，继则人工流产。正气再损，蕴伏湿热之邪乘虚而发，三焦郁闭，营卫不通。虽脉象模糊，浮沉无力，但神色不衰，故当舍脉从证。据汗出热不解，热而不烦，周身困倦酸疼，胸膺发闷，少腹微满，小便黄，大便先干后稀，舌苔秽厚腻，口干不欲饮，诸症皆为湿热郁闭之象。拟调和三焦，疏解表里，达邪外出。服一剂药后，里通表和，肌表之邪由潮汗而解，蕴积肠胃之湿由下泄而出，体温随即降至正常。中医认为郁闭已开，三焦通畅，湿不遏郁，其热自除。服两剂后体温稳定，诸症悉减，但恶心，食不知味，腹微痛，故去清里之黄芩，宣泄之竹叶、晚蚕砂，加厚朴、藿梗、神曲，重点转向调理肠胃。一剂后饮食知味，精神好转，脉转沉缓有力，秽腻苔退而未净，湿热之势虽衰，余邪未彻，去苦降之杏仁、淡渗之通草，加陈皮、稻芽和中健胃以冀恢复脾胃功能。脾胃健强，营卫调和，三焦通利，余邪即可消除。服三剂后，脉象缓和，舌质正常，苔退净，精神、饮食、二便俱正常。停药观察嘱病者以饮食调养，病去强之予药反伤胃气。患者颇遵医嘱，不久恢复健康而出院。

产后血崩不止

龙某，女，27岁，已婚，干部，1955年2月8日初诊。

患者于产后五小时内，即开始阴道大流血，曾经注射、口服药物，输血、刮宫等治疗，现迄五十六天，血仍不止，时有血块流出。腹部肌肉枯黑无泽，少腹肌肉微现肿硬。颜面苍白，目无神采，语言低缓，唇舌皆无血色，面目手足浮肿，右下肢不仁，左下肢麻木，肌肤甲错，关节与腰部均疼痛，阴道除下血块兼有脓汁流出，小便淋漓不禁。耳下取血，已成淡黄色液。舌淡苔白，六脉微细。良由产后流血过多过久，气血两虚，兼之损伤冲任，八脉无力统驭，升降失和，营卫不谐，气无能以帅血，血不足以固气，已成危候。所幸每餐尚能进稀粥一碗，胃气尚存，犹有运药之能，当急以固气止血为务。处方：

党参一两　黄芪五钱　白术四钱　大熟地四钱　龙骨五钱　牡蛎三钱　乌贼骨一两　阿胶珠二钱　蒲黄炭一钱　连服三剂。

2月12日复诊：患者食纳渐增，精神稍有好转，色泽如前，阴道仍不时有血块流出，惟较过去略少，脉转沉细，舌仍淡而苔白，斯时仍未脱离险境。宜原法增减：去熟地，加党参五钱，血余炭三钱，三七（研末吞）三分，姜炭五分，升麻一钱。连服四剂。

2月17日三诊：病情虽略趋稳定，诸症依然存在，遂继以参、芪、术为主，益气、强心、健脾。鹿角霜通督脉之气，阿胶养肝肾之阴，杜仲、续断续络脉之绝并强腰膂，以之为辅。三七、蒲黄炭涩血之源，以之为佐；恐止涩过甚，兼以香附舒气之郁，以之为使。处方：

黄芪一两　党参五钱　白术三钱　鹿角霜一两　阿胶三钱　蒲黄炭三钱　续断二钱　炒杜仲四钱　制香附一钱　三七三分（研细冲）

服一剂后，流血减少，于原方中去香附，减黄芪为五钱。因味过甘，胃气略阻，服药欲呕，加酸枣仁三钱，山萸肉一钱五分，以缓肝胆之急。再服一剂。

2月19日四诊：流血之量再度减少，但仍有小血块和脓液排出，小便淋漓未止，饮食略增，神色少好，是日午后四时体温升高达39℃，至夜即恢复正常。此属血虚之潮热。脉舌尚无变化。仍宜固气止血，前方加龙眼肉、乌贼骨以润心肝而实脾。处方：

黄芪一两　党参一两　鹿角霜一两　阿胶三钱　龟甲一两　熟地四钱　杜仲三钱　续断二钱　山萸肉二钱　龙眼肉三钱　乌贼骨一两　服一剂。

2月20日五诊：尚有流血现象，脉仍微，四肢仍肿。乃气虚血败真象，续宜固气止血为治，重加炭类以涩之。处方：

朝鲜参五钱　黄芪五钱　阿胶四钱　荆芥炭八钱　血余炭二钱　侧柏炭二钱　地榆炭二钱　炮姜炭一钱　陈棕炭三钱　荷叶炭三钱　连服二剂。

2月22日六诊：流血现象减少，睡眠食欲转佳，面目四肢浮肿如前，并觉身痛。乃流血过多，经络失养之故。主以补气生血，调和营卫为治。处方：

黄芪一两　当归三钱　桂枝木（去皮）三钱　白芍三钱　党参五钱　阿胶四钱　炙甘草二钱　大红枣六枚

服一剂而血止，食欲增进，因议暂停服药，观察两日，惟以饮食调摄。

2月25日七诊：阴道脓液亦已减少，右下肢知觉由不仁而渐复，食眠均佳，但小便仍淋漓，脉见弦大有力。此尚属虚象，宜续补气血，兼益冲任。以补血汤和鹿角霜通督脉之气，龟甲补任脉之阴，佐熟地、阿胶补冲任之血，杜仲、续断、破故纸续经脉而利关节并补损伤。处方：

黄芪一两　当归三钱　杜仲三钱　续断二钱　破故纸三钱　阿胶三钱　鹿角霜五钱　熟地四钱　龟甲一两

服一剂，次日加炮姜一钱、川牛膝三钱续服。

2月27日八诊：病无他变，议用血肉有情之品，助长生气生血之力。乌骨鸡一只，黄芪四两，当归八钱，炖服。每日炖一只鸡，连服三日。

3月1日九诊：连日进血肉之品，滋养培补，病员已能起坐和站立，腿部麻木消失，关节灵活，肿亦消退，肌肤甲错渐脱。但因失血已久，损伤过甚，虽见新复，宜续补气血，并固奇经。处方：

黄芪一两　当归三钱　桂枝木（去皮）三钱　白芍三钱　炙甘草二钱　补骨脂三钱　龟甲一两　阿胶三钱　鹿角胶三钱　熟地四钱　炒杜仲四钱　服两剂。

3月9日十诊：连日来病员曾一度兼外感用疏解，并因输血来源不洁，可能因之感染疟疾，曾用抗疟之剂。现均已愈，消化亦渐正常，阴道脓液很少，小便亦略能收摄，大便略少，可能由液枯所致，脉象缓和。议健强脾胃，益气补血，兼固冲任之虚。处方：

党参四钱　白术三钱　茯苓三钱　炙甘草二钱　木香一钱　砂仁一钱五分　黄芪五钱　当归二钱　鹿角霜五钱　龟甲五钱　淡苁蓉四钱　大枣四枚

连服五剂，即停药以饮食调理，身体逐渐恢复，肌肉丰满，精神健强，经妇科检查一切正常，遂出院回家。

按：中医对于血崩的认识，一般认为有以下的六种原因：一由火热，二由虚寒，三由劳伤，四由气陷，五由血瘀，六由虚弱。本例患者阴虚之体，又兼新产之后，气血暴伤，冲任受损，故而逼血妄行，是劳伤、气陷、虚弱三者兼有的血崩证。

考历代医家有关崩证的理论非常丰富，《素问·阴阳别论》记载："阴虚阳搏谓之崩。"陈自明谓："妇人血崩而心痛甚，名曰杀血心痛，由心脾血虚也。""大抵数小为顺，洪大为逆，大法当调补脾胃为主。"严用和指出："漏下者，淋沥不断是也，崩中者，忽然暴下，……又久不止，面黄肌瘦，虚烦口干，脐腹冷痛，吐逆不食，四肢虚困，甚则为胀、为肿……”。李梴认为：崩漏之由，“虚与热而已”，“治法多端，随证制宜”，“脉微弱为少气，女子主崩中漏下，致面色焦枯”。徐春甫谓：“妇人崩漏，最为大病……大都凉血固涩，升气益荣而可愈也。”总括前人治崩要法，辨悉六者之由，不外运用塞流、澄源、复旧三个步骤。本例辨证论治的原则，都是依据各家的理论进行的。初诊时，已经产后大流血五十余日不止，气血两竭，而见肿胀，下肢不仁，小便失禁，六脉微弱，病情的确是非常严重的。惟幸尚能啜粥，胃气未绝，故尚能运药，有由危转安之机。治病以胃气为本，有胃气则生，无胃气则死，临床上具有深刻的意义。在全部治疗过程中，最初使用大量的参、芪、胶、地，所以止血塞流；中用炭类药物，所以止血澄源；末用气血双补及血肉之品，所以还复其旧。若只塞流而不澄源，则内虚之漏不可遏；若只澄源而不复旧，则孤子之阴无以立。此所以临床贵乎本末不遗，前后不紊，方可言治。

三、儿科治验

儿科的疾病以六淫外感为多，其次是内伤饮食，很少七情为病，这是儿科的特点。中医有称内科为“大方脉”，儿科为“小方脉”，虽有大小之分，其治疗原则则基本相同。蒲老不仅对内、妇两科有丰富的临床经验，对儿科亦有独到之处。一般都认为蒲老擅长急性病，几年来对儿科的急性病与有关单位合作进行抢救与治疗，收到很好的效果。除已作了临床总结介绍外，现选择其中部分治验如麻疹、腺病毒肺炎等一个病例、一个病例加以分析，体会蒲老在掌握辨证论治方面，是根据中医学的理论，结合自己的实际经验，对具体病情作具体分析的。从重症肺炎和腺病毒肺炎两部分看，西医学认为同是肺炎，蒲老则分析发病季节的不同，天时寒温的不同，区别风、寒、暑、湿的不同因素，采用辛温、辛凉等不同治法，根据不同质的矛盾用不同的方法去解决。如肺炎初起，病机在上在卫，总以解表为主，若风寒犯肺，或风温犯肺则又宜辛温解表或辛凉解表。至若伤气伤营、伤阴伤阳，又视病程的发展变化而定。因此，我们临床，必须掌握疾病的发生和发展规律，正确运用辨证论治的原则。

重症麻疹

王某，男，7岁，1958年12月24日初诊。

发热咳嗽已三天。体温高达41℃以上，夜益甚，气粗无汗，手足发凉，时有妄语，烦躁不安，唇红目赤，微咳嗽，似眼泪汪汪，耳根微凉，舌赤苔黄腻，脉象浮数。分析脉证虽属冬温，有欲出麻疹之候，治宜辛凉宣透之法。处方：

生麻黄一钱　杏仁二钱　生石膏三钱　甘草一钱　桔梗一钱五分　僵蚕二钱　前胡二钱　莱菔子（炒）二钱　香豆豉四钱　葱白二寸　水煎服。

越二日，前方已服完两剂，麻疹初透，但仍未彻，色黯，目赤，鼻衄，腹痛下利，微有喘咳，舌赤，苔黄，脉数。此肺胃热甚，下迫大肠，治宜清宣解毒。处方：

鲜苇根五钱　牛蒡子一钱五分　黄芩一钱　桑皮二钱　前胡一钱五分　淡竹叶二钱　生石膏三钱　生甘草一钱　银花二钱　连翘二钱　淡豆豉四钱　葱白二寸　连进两剂。

病已七日，疹透热退，目赤全退，喘平利止，惟午后尚微热，稍有呛咳。此余热未尽，胃阴未复之象。宜清热生津，以善其后。处方：

北沙参二钱　麦冬二钱　生石膏三钱　淡竹叶二钱　甘草一钱　枇杷叶三钱

服两剂，余热亦清而痊愈。

按：本例初起即高烧妄语，为表热虽盛，里热已露，而表闭无汗以致肢冷气促，治法亦乘其势，急开其表，俾邪有外出之路，所以古人对于表里郁闭，三焦壮热无汗主以三黄石膏汤，故疹出表通而下利随作，又急于宣透诸药中加黄芩一味，苦寒直降以泻其里热，所以三诊而疹透热退。

麻疹不透

石某，4 岁，女，1959 年 1 月 17 日初诊。

出疹已三天，疹色黯而不透，高热烦躁，大便三天未行，口干不甚渴，咳喘气促，吐痰不利，不思食，小便黄，脉数，舌质红、苔薄白微黄。由肺胃热郁，里结表闭，疹毒不透，治宜宣透。处方：

牛蒡子一钱五分　蝉衣一钱　连翘二钱　银花二钱　黄芩一钱　桔梗八分　莱菔子二钱　天花粉二钱　芦根五钱　竹叶二钱　通草一钱　葱白二寸　连服三剂。

19 日二诊：药后疹出已透，色转正常，仍发热呛咳，气短烦躁，大便未行，食欲不振，小便黄。西医听诊两肺有湿性啰音，为疹后肺炎。继用中药治疗，脉同前，舌苔薄黄少津。由肠胃热结，肺气壅遏，治宜清宣肺胃。处方：

桑叶二钱　桑皮二钱　杏仁二钱　贝母一钱五分　知母一钱　麦冬二钱　前胡一钱五分　牛蒡子一钱　芦根五钱　天花粉二钱　枇杷叶二钱　蜂蜜二两（兑服）　一剂。

20 日三诊：仍发热而烦，咳嗽气短，服昨方大便二次，有粘液，思食稀粥，肺部啰音无变化，脉舌同上。仍主以清宣肺胃，生津润燥。处方：

瓜蒌仁三钱（打）　麦冬二钱　川贝一钱　枇杷叶三钱　鲜石斛三钱　炒莱菔子二钱　生桑皮二钱　黄芩一钱　竹叶二钱　通草一钱　蜂蜜兑服一剂。

21 日四诊：服药后，微汗出热减，咳喘见轻，面赤，食欲转佳，二便通调，脉转浮洪，舌质正红，苔黄腻。属里通表和，余热未尽。仍以调和肺胃，养阴清燥。处方：

冬瓜仁三钱　杏仁二钱（去皮）　生桑皮二钱　川贝母一钱　天花粉二钱　生石膏三钱　知母一钱　枇杷叶二钱（炙）　竹叶一钱　通草一钱　服一剂。

22日五诊：体温降至正常，微汗出，呼吸平稳，精神食欲转佳，二便正常，脉微数，舌正黄腻苔见退，余热渐减之象，仍宜清润。原方去通草，加玉竹二钱，麦冬二钱，黄芩一钱。服两剂后一切俱正常，停药以饮食调理渐愈。

按：本例患者，系麻疹不透而合并肺炎，大便数日未行。因肠胃热阻，以致肺气不宣，所以用辛凉宣透，佐以清泄之法，疹透、热泄而愈。

麻毒内陷

阮某，女，7岁，1959年1月19日初诊。

麻疹出现三天，疹形不透，高热烦躁，呛咳憋气，咽喉疼痛，小便不利，大便不通，腹内不适但不硬满，脉滑数，舌质黯红而干，苔黄腻。此为麻毒内陷，肺气郁闭，因服寒凉药过早，冰伏其毒所致。脉尚滑数者易治，法宜宣肺透毒为主，佐以生津泄热之品。处方：

苇根五钱　银花三钱　连翘三钱　牛蒡子一钱五分　天花粉三钱　桑白皮二钱　生甘草八分　黄芩一钱　生石膏四钱　竹叶二钱　通草一钱

复诊：疹形已透，热略降，仍烦不寐，余症同前，脉舌亦无变化。因余热尚甚，热郁津伤，拟养阴生津，兼清余热。处方：

玉竹二钱　麦冬二钱　天花粉三钱　瓜蒌仁三钱　玄参二钱　川贝母一钱　竹叶二钱　生石膏四钱　芦根五钱　桑白皮二钱　炒莱菔子二钱　生知母一钱

三诊：前方连服二剂，热退津生，微汗出，咳减有痰，咽痛消失，能安睡，小便畅利，大便仍未通，脉细数，舌苔减少。再以清燥养阴为治，前方纳蜂蜜二两续服。

末诊：大便已通，体温正常，惟饮食不佳，尚有微烦，脉沉滑微数，舌苔转秽腻中心黄。此属余毒未尽，内伏湿热互结，壅遏肺胃。改用调和肺胃，清泄湿热。处方：

冬瓜仁四钱　杏仁二钱　苡仁四钱　苇根五钱　滑石三钱　天花粉二钱　桑白皮二钱　黄芩一钱　山茵陈二钱　麦芽二钱　通草一钱

连服二剂，诸症消失，口和知味，二便畅通，脉象缓和，恢复正常。

按：《医宗金鉴》记载："凡麻疹出贵透彻，宜先用表发，使毒尽达于肌表。若过早用寒凉，冰伏毒热，则必不能出透，多致毒气内攻，喘闷而毙。"本例亦由麻疹初起使用寒凉药过早，失于宣透，疹毒不得外达，以致内陷，肺气郁闭而见高热烦躁、呛咳、憋气喉痛等症，采用清宣透毒为主，佐以生津泄热之品。服后疹透热减，里热未行，继用养阴清热、生津润便和养阴清燥等法，使内陷疹毒逐渐清解。但内伏湿热互结，转清湿热并调和肺胃而愈。说明麻疹重在宣透，即使内陷，仍宜先透后清。通过本例治疗体会到，中医治病重在辨证，临证依据病情立法选方，随证施治。这就是中医学的治疗原则。

麻后伤阴

胡某，女，年龄8个月，因麻疹后16天继发高热而喘，于1961年3月18日住某医院。

住院检查摘要：体温39℃～40℃，脉搏174/分，发育差，营养不良，颅方形，前囟2厘米×2厘米、软，面色苍白，呼吸急促，无明显发绀，皮肤有色素沉着，胸对称，肋串珠明显，两肺呼吸音粗糙，右肺中下有管状呼吸音，叩右肺较浊。血化验：白细胞22300/立方毫米，中性67%，淋巴31%，单核2%。咽拭子分离为Ⅶ型腺病毒，补体结合试验：抗体升高。胸透及摄片：左下肺野内带纹理粗厚模糊，右上肺内带片状阴影，右中下肺野可见大片致密阴影。临床诊断：①麻疹后继发腺病毒肺炎；②重度营养不良。

病程与治疗：入院前16天出麻疹，继发高热在39℃～42℃之间，咳喘逐渐加重，曾用青、链、金霉素和中药生脉散加味。3月20日请蒲老会诊：高烧39.2℃，无汗，咳嗽多痰，喘促烦躁，胸腹满，大便干燥，面灰，口唇青紫，舌绛而脉细无力。属本体素禀不足，疹后肺胃阴液大伤，伏热未清，阴虚夹痰火之证。治宜养阴润肺，清热化痰。处方：

玉竹二钱　麦冬一钱　知母一钱　黄连三分　清阿胶二钱　大青叶一钱　蛤粉三钱　天花粉一钱　粳米三钱　连服二剂。

12月12日复诊：体温已降至37℃以下，烦减，喘憋亦减，面转黄，舌质已不绛、无苔，脉虚。痰热虽减，阴液未充，续宜益气生津为治。处方：

人参一钱　麦冬八分　五味子十枚　浮小麦三钱　大枣三枚

服两剂后，诸症悉平，停药观察三日出院。

按：蒲老常说：肺炎为病，解表宣透是首要治法，清热养阴不可用之过早，但有是证即当用是法。如本例本体素禀不足，兼之疹后伤阴，其舌绛，其脉细无力，高烧、喘促，阴虚伏热现象十分明显。用玉竹、麦冬、阿胶以养其阴，黄连、知母、大青叶以清其热，粳米、天花粉以生其津液，并用蛤粉一味咸镇化痰，两剂而热减阴复。说明治疗疾病不在某法之可不可用，在于其法用之当与不当。

麻后伤阳

史某，男，1岁，1963年4月12日会诊。

病程已越一月，初起由发热十天始出麻疹，但出之不顺，出迟而没速，因而低热久稽不退，咳嗽微喘，咽间有痰，不思饮食，大便日行二~三次，稀水而色绿，面色黯而颧红，肌肉消瘦，皮肤枯燥，脉沉迟无力，舌淡唇淡，无苔，奄奄一息，甚属危殆。此由先天不足，后天营养失调，本体素弱，正不足以胜邪，所以疹出不透，出迟而没速，余毒内陷肺胃；又因苦寒过剂，以致脾胃阳衰，虚阳外浮。救治之法，以急扶胃阳为主，若得胃阳回复则生。处方：

炙甘草二钱　干姜（炮老黄色）一钱　党参一钱　粳米（炒黄）三钱　大枣（劈）二枚　二剂，每剂煎取120毫升，分六次服，四小时一次。

二诊：服第一剂，稍有转机，开始少思饮食，脉稍有力，舌苔亦渐生。服第二剂，手足见润汗，仍咳喘有痰，脉沉迟，舌淡苔薄白。此胃阳渐复，正气尚虚，仍宜益气温阳。处方：

人参一钱　白术一钱　茯苓一钱　炙甘草五分　干姜五分　二剂。

三诊：服一剂体温恢复正常，大便亦不清稀，食纳渐增，两颧不红。服二剂精神亦振，周身由枯燥渐潮润，面色由黯见黄，咽间已无痰声，轻度咳嗽，舌仍淡，苔黄白腻，脉沉缓、已有力。此胃阳已复，肺中虚冷渐化，续以脾胃并调善其后。处方：

党参一钱　白术八分　干姜四分　炙甘草四分　厚朴一钱　法夏一钱五分　茯苓二钱　薏苡仁三钱　麦芽一钱五分

二剂。停药以饮食调理一周而出院。

按：本例疹后低热不退，咳嗽而喘，下利颧红，西医诊为疹后肺炎，中医则诊为疹后伤阳，虚阳外浮，尤以胃阳为重点，故取甘草干姜汤急复胃阳。或谓肺炎何以能用此方，疹后一般多属伤阴，何以此证独云伤阳，请释其要。曰：此问甚善。疹后肺炎用甘草干姜汤之例诚属少见，然《金匮要略》治肺痿则亦采此方，盖以肺中虚冷，温胃阳，则阳施而肺中虚冷始化。细析本例疹出不顺，出迟而没速，因其先天不足，后天失养，本体素弱，本虚无力以鼓疹毒外出，故出迟。《医宗金鉴》谓："麻疹见形，贵乎透彻，出后细密红润，则为佳美，有不透彻者，须察所因……又有正气虚弱，不能送毒外出者，必面色㿠白，身微热，精神倦怠，疹色白而不红，以人参败毒散主之。"说明遇此等证，必须扶正托邪，以助其外出之机。因本例寒凉过剂，反遏其毒，故其没亦速，其毒内陷，其阳式微，胃阳衰肺亦虚冷，此复胃阳即所以温肺阳。且麻后伤阴，乃言其常，治宜清凉。本例素禀不足，治宜托邪扶正，而过用寒凉，致伤其阳，乃其变。病机既变，治法亦当随之而变，这就是中医辨证论治的特点。同时，脾胃为肺之母气，虚则补其母，故本例先用甘草干姜汤以复阳，次用四君加干姜以益气温中，终用理中复半夏人参厚朴甘草生姜汤，仍以脾胃并调为治，而肺炎亦随之消失痊愈。可见治脾胃即所以治肺，不治肺而肺亦治，这又是中医隔一之治的特点。

麻后喘急
（疹后肺炎）

杜某，男，1岁2个月，麻疹出后七天因高烧喘急于1958年冬住某医院。住院检查摘要：咽培养：金色葡萄球菌。血化验：白细胞总数6400/立方毫米。右肺叩诊音浊，两肺水泡音，肝大4厘米，体温40℃以上。诊断：疹后肺炎。

病程与治疗：曾用抗菌素及中药养阴清热之剂，病势不解。12月20日请蒲老会诊，患儿仍高烧嗜睡，气喘息促，咳嗽痰阻，舌红，苔黄燥，脉沉数。此由疹后气液两伤，痰热互结，肺气不降。治宜泻肺涤痰，生津润燥，补泻并施。处方：

沙参二钱　麦冬一钱　白前二钱　桑皮一钱　竹叶二钱　法半夏二钱　莱菔子一钱　葶苈子一钱　甘草一钱

服后即大便下粘液，高热微降，喘促亦减，黄燥苔稍退，脉仍沉数。于原方中去沙参、麦冬、甘草，加冬瓜仁三钱，苡仁三钱，通草一钱，淡以通阳、辛以涤痰为治。

三诊时，患儿已热退睡安，诸症悉平，惟咳而有痰，脉缓，苔薄微腻，继以理肺化痰，以善其后。处方：

茯苓二钱　法半夏二钱　化橘红一钱　甘草五分　冬瓜

仁三钱　杏仁二钱　白前一钱五分　天冬二钱　川贝母一钱　麦芽二钱　枇杷叶二钱

服三剂而获痊愈。

按：疹后里热未清，则肺气不降，肺气不降，则清肃之令不行，故用葶苈子泻肺，佐以桑皮，莱菔子降气涤痰，服后即下涎液，此借仲景葶苈大枣泻肺之义。但疹出之后气液未复，故用沙参、麦冬益气生津。竹叶、白前不仅清热，且能宣透未尽余邪；不用大枣而用甘草，防其滞气满中。

麻后余热不退

韩某，女，9个月。患儿麻疹后，持续发热不退，喘而鼻煽，口唇青紫，听诊肺部水泡音，化验：白细胞总数15450/立方毫米，中性50%，淋巴48%，单核2%，兼之素有佝偻病，Ⅰ度营养不良，诊断：疹后肺炎。曾服宣肃化痰之剂，不应。会诊时，发热而喘，其脉滑数，舌红而苔糙白。由疹毒未净，余热稽留未清，蕴蓄肺胃，以致阴伤。治宜清热解毒兼益阴液，方用竹叶石膏汤加味。处方：

竹叶一钱五分　生石膏三钱　麦冬一钱　沙参一钱　炙甘草五分　半夏一钱　粳米三钱　鲜苇根三钱　白通草五分

一剂已，体温微降，但仍喘而鼻煽，唇青紫，咽间有少许痰，脉舌如前。原方去石膏、麦冬、甘草之甘凉，加苡仁二钱、冬瓜仁三钱之淡渗以宣肺闭，再进一剂。患儿体温继续下降，喘渐减，已无鼻煽，口唇亦不青紫，咽间仍有痰，肺部叩诊为浊音。此由肺失清肃，虽疹毒渐减，犹宜续清肺气，通阳涤痰。处方：

沙参二钱　竹叶一钱五分　苡仁三钱　冬瓜仁三钱　法

半夏一钱　粳米三钱　苇根三钱　通草一钱

服两剂后，热退喘平，痰减脉缓，苔退，肺叩浊及水泡音渐消失。

按：本例疹毒未净，余邪蕴蓄肺胃，久热伤阴，气逆痰阻，非清热解毒、通阳涤痰，不能解除。竹叶石膏汤，张仲景以治病后虚羸少气。今疹后毒虽未净，气液亦伤，治宜扶正透邪兼顾，滋养肺胃之阴，兼清热涤痰，故以竹叶石膏汤为主，佐以苇根、苡仁、通草，俾肺气宣通而痰热俱清。

风　温
（重症小儿肺炎）

郭某，男，2岁3个月，1959年4月10日住某医院。

住院检查摘要：肺水泡音较密集，血化验：白细胞总数6800/立方毫米，中性49%，淋巴47%，单核4%，体温40℃以上。

病程与治疗：发热已十三日之久，高烧不退，周身无汗，咳而微烦，诊其脉数，舌质微红、舌苔黄腻。此属表邪未解，肺卫不宣，热不得越。治宜清宣透表，邪热乃有外出之路。处方：

苏叶一钱　僵蚕一钱五分　银花二钱　连翘一钱五分　杏仁一钱　桔梗八分　牛蒡子一钱五分　苡仁二钱　淡豆豉四钱　黄芩一钱　竹叶二钱　苇根五钱　一剂。

二诊：服药后微汗而热减，但仍咳嗽，白血球总数4000/立方毫米，中性76%，淋巴20%，单核4%。舌苔灰腻，脉沉数，原方去银花、豆豉，加枳壳一钱再服。

三诊：热全退，咳嗽息，肺水泡音减少，舌苔减为灰薄，脉缓，此风热虽解，肺胃未和，湿热未净，以调和肺胃并通阳利湿为治。处方：

连皮茯苓二钱　法半夏一钱五分　陈皮一钱　苡仁四钱　桑皮二钱　冬瓜仁三钱　通草一钱　谷麦芽各二钱　服二剂而愈。

按：风热久羁，表气郁闭，故法取清宣透表，用苏叶、僵蚕、牛蒡子辛以散风，银花、连翘、黄芩苦以清热，竹叶、苇根凉而能透，杏仁、苡仁理肺去湿，桔梗为肺经引药，豆豉挥发郁热，所以得药即汗而热减。否则肺气郁闭，表终不解，前者用清热之剂及各种抗菌素强制降热而发热持续十三天之久者以此。

冬　温

（重症小儿肺炎）

王某，女，3 岁，因发热于 1958 年 12 月 22 日住某医院。

住院检查摘要：发育营养中等，体温 39.7℃，左肺后下浊音，呼吸音低，全肺很多喘鸣音，有散在中、小水泡音，心跳 160～170 次/分，肝在右肋下 4 厘米。因不合作，未作神经反射检查。血化验：白细胞总数 18650/立方毫米，中性 59%，淋巴 41%。

病程与治疗：昨晚开始发烧，今天喘息烦躁，呼吸困难，面部发青，谵语鼻煽，神识半不清，当即给氧气吸入，及毛地黄毒甙肌注，另在十宣穴放血，并予链霉素。午后 3 时 15 分请蒲老会诊：患儿高烧烦躁，妄语若狂，面赤额汗，身无汗，腹满不实，气喘息促，脉浮数，舌苔白腻微黄。此属内热外寒，肺气郁闭，因昨日在旅途火车上受热兼感风寒所致，类属冬温。其治在表，宜辛凉透表之法，急开肺闭。主以麻杏石甘汤加味。处方：

生麻黄（先煎去沫）一钱　杏仁二钱　生石膏（先煎）四钱　甘草一钱　僵蚕二钱　桔梗一钱　前胡一钱五分　莱菔子一钱五分　葱白二寸　煎取120毫升，分三次热服，四小时一次。

夜半以后，喘促渐缓，体温也降至37.5℃，神识完全清醒。至23日再诊时，热已全退，腹亦不满，舌苔减少，脉静身和，惟有微咳。此寒散热越，表里俱解，继以调和肺胃以善其后。处方：

鲜苇根五钱　桑皮二钱　杏仁二钱　瓜蒌仁三钱　橘红一钱　苦桔梗　浙贝各一钱五分　苏叶一钱　莱菔子一钱五分　枇杷叶二钱

煎取同前。药后肝大已缩小在右肋下只剩2厘米，至25日痊愈出院。

按：本例虽属冬温重证，西医诊断系重症肺炎，但获得早期治疗，兼之首从宣透，故使外寒内热一剂而解。再服调和肺胃药两剂而完全正常。本例特点为发病快、症势险，幸先经西医急救处理。从中医诊治而言，若失首从宣透之机，见其烦躁若狂，早用苦寒冰伏，则可能导致变证峰起；或误用单纯辛温，亦可能变生癫狂衄血。可见“用中西两法治疗”，特别是早期正确治疗，不仅加速疗效之显现，而且可以防止变证的发生。

风寒夹食抽风
（重症小儿肺炎）

白某，男，1 岁，因高烧而喘七天，于 1959 年 1 月 13 日住某医院。

住院检查摘要：肺部听诊水泡音，左肺叩浊音，血化验白细胞总数 35000/立方毫米，体温 40.6℃。诊断：重症肺炎。

病程与治疗：半月以来患儿时热时退，近一周始高热不退，全身无汗，神昏嗜睡，有时抽风，咳逆甚重，有时一咳即吐，有时不咳亦吐，呼吸喘促，腹满自下利稀溏，面色黯淡唇青，苔秽腻，脉滑数。此病以脉色症状合参，非大热亦非大寒，由内伤饮食，外受风邪，肺胃合病。治宜疏风消食兼顾，选用香苏枳桔汤加味。处方：

苏叶一钱　香附一钱　陈皮一钱　甘草五分　枳壳八分　桔梗八分　僵蚕一钱五分　葛根一钱　焦山楂一钱　麦芽二钱　生姜一片

二诊：一剂服后，次日体温开始微降，额上微润，身仍无汗，神仍不清，嗜睡，但未再抽风，喘而咳逆，咽间微有痰声，已不吐，下利减，大便仅两次，量少，舌苔稍退，脉浮数。乃里气微和而表邪未解，治宜侧重疏风解表为主。处方：

白僵蚕一钱五分　钩藤一钱五分　牛蒡子一钱　桔梗八分　薄荷六分（后下）　连翘一钱　苇根三钱　竹叶一钱　淡豆豉三钱　葱白二寸　一剂。

三诊：次日神已清，遍身有潮润汗，喘咳见轻，今日又吐四次，自下利三次，均夹有痰涎，舌苔已退，脉滑数。乃表解里和，积秽尽除，治拟理肺和胃。处方：

法半夏一钱五分　化橘红一钱　桑皮一钱　浙贝母一钱五分　天花粉二钱　竹茹一钱　麦芽二钱　枇杷叶二钱

服两剂，周身微微润汗续出而热退尽，吐利亦止，舌正无苔，脉沉滑。再以原方去桑皮，加大枣三枚，续服二剂而即告痊愈。

按：抽风一证，亦有因饮食阻滞中焦，胃阳不宣，三焦失利，若再兼外风，卫气被郁，即可引发，俗谓“食惊风”。不可误作热甚生风，妄用苦寒清热，亦不可误作邪陷包络，妄用犀、羚、脑、麝。本例初起即有抽风，观其呕逆腹满，自下利，苔秽嗜睡，可为内伤饮食的佐证。又兼以外受风寒，先用香苏枳桔汤加味表里双解，继以疏风解表，终以调和肺胃而愈。

风寒犯肺
（小儿肺炎）

金某，女，1岁，1964年1月29日初诊。

检查摘要：扁桃腺红肿，两肺布满水泡音。胸透：两肺纹理粗重模糊，并有小型斑点状浸润性阴影，尤以内中带为著，两肺下部有轻度肺气肿，心膈无异常。血化验：白细胞总数11300/立方毫米，中性79%，淋巴20%，酸性1%。诊断为支气管肺炎。

病程与治疗：患儿发热四天，已服过中西药未效，高热达39.6℃，咳喘气促，腹满膈扇，喉间痰声漉漉，鼻翼煽动，面青唇淡，头汗出，时有烦躁，不欲食奶，大便稀溏，小便黄，脉沉紧，指纹不显，舌质淡苔白。

由风寒犯肺，肺气郁闭。治宜辛开，主以越婢加半夏汤加味。处方：

麻黄八分　甘草五分　生石膏三钱　法半夏二钱　前胡一钱　炒苏子一钱　生姜三大片　大枣二枚

1月30日二诊：服药后，微汗出，热降，烦喘膈扇俱减，大便呈泡沫样，小便微黄，脉浮数，舌淡苔黄腻。肺闭已开，表邪解散，但痰湿尚阻，以理肺化痰为治。处方：

连皮茯苓一钱　法半夏一钱　橘红一钱　甘草五分　杏仁一钱　炒苏子一钱　前胡一钱　桑白皮一钱五分　炒莱菔子一钱　竹茹一钱　生姜三片

1月31日三诊：体温正常，精神转佳，呼吸微促，喉间尚有少许痰声，大小便同前，食纳尚差。以调和肺胃温化痰湿，前方加厚朴八分，麦芽一钱。

2月1日四诊：惟喉间略有痰声外，余症悉平。继续调和肺胃，兼清伏火。处方：

法半夏一钱　茯苓一钱　陈皮五分　神曲八分　炒枳壳五分　焦山楂一钱　麦芽二钱　炒莱菔子一钱　杏仁一钱　黄连一分　炒苏子八分　生姜二片

此方服后，一切恢复正常。

按：本例西医诊断为支气管肺炎。中医诊为风寒犯肺，肺气郁闭。其症高烧而喘，烦躁而满，面青，脉沉紧，故宗仲景越婢加半夏汤再加前胡、苏子。取麻黄、前胡散表邪，石膏清内热，法夏、苏子降气化痰，姜、枣调和营卫，甘草调和诸药。服后寒开热透，诸症减其大半，继以利湿化痰、调和肺胃而平。临床重在辨证审因，不要一见肺炎高烧，不加区别，即用苦寒药物，冰伏其邪，贻误病机。

寒　喘
（重症小儿肺炎）

薛某，女，2个月，1961年3月15日因发热、烦躁、喘促住入某医院。

住院检查摘要：两肺满布水泡音，体温39℃，脉搏180次/分，呼吸80次/分，面青，口唇青紫。临床诊断：重症肺炎。

病程与治疗：会诊时，患儿身热无汗，烦躁不安，喘促而面青黯，舌淡，苔白微腻，脉浮数。属感受风寒，肺卫郁闭，治宜辛温解表。处方：

麻黄三分　杏仁八分　甘草二分　前胡五分　桔梗五分　僵蚕一钱　葱白（连须）一寸

次日复诊：患儿体温微降，手心润，面已红润，微烦躁，喘促减，舌质微红，腻苔减，脉细数。原方加生石膏一钱，再服一剂。

三诊：热退，喘平，烦止，微咳有痰，舌淡无苔，脉滑。此表邪已解，肺胃未和，宜以调和肺胃、清气化痰善其后。处方：

法半夏一钱　化橘红八分　甘草三分　川贝一钱　杏仁一钱　竹茹一钱　枇杷叶二钱

服后，诸症悉愈，观察二日出院。

按：本例初起病情虽重，但治疗及时，蒲老抓住身热无汗、喘促而面青黯，舌淡，苔白微腻等症状，诊为风寒闭肺之寒喘。急以微辛微温之剂，解散风寒，适中病机，故能迎刃而解。若只谓肺炎属风温范畴，又当春令之时，而只用辛凉，则表不解而肺卫愈闭，将延误病程。

虚　喘

（先天性心脏病并发肺炎）

肖某，女，1岁。因高烧喘急五天，于1960年4月26日住某医院。住院检查摘要：血化验：白细胞总数31100/立方毫米，中性42%，淋巴58%。肺水泡音。并有先天性心脏病。诊断：先天性心脏病并发肺炎。

病程与治疗：三天来，治疗未见好转，于4月29日请蒲老会诊，患儿高烧无汗，喘促烦躁，咳不出声，短气不足以息，心下满，面浮色黯，舌淡苔腻微灰，脉沉数无力。此由先天不足，又感新邪犯肺，新旧合病。治宜强心为本，治肺为标。处方：

桂枝五分　炙甘草五分　远志一钱　炒苏子一钱　杏仁一钱　化橘红一钱　生姜二片　大枣一枚　连服二剂。

5月1日复诊：惟咳减轻外，余症依然如前，于原方中去苏子、杏仁，加沙参二钱，天冬二钱，五味子十粒，再进两剂。结合补输血浆两次，高烧渐退，咳再减，已不喘烦。终以调和肺胃，强心益气善其后。

按：新旧合病，则新旧合治。心气不足是其本，故用桂枝甘草汤加远志、大枣强心以固本；肺受新感是其标，故用苏子、杏仁、化橘红、生姜宣肺降痰以治其标。若治病不知标本虚实，则正气愈虚，邪气愈横。

痰　喘

（支气管肺炎）

刘某，女，3岁，1963年12月25日门诊。

一周前突然高热，咳喘，先后服射干麻黄汤和麻杏石甘汤加减，并加服四环素，注射青霉素，历时四天不解。检查：两肺满布大量的干湿性啰音，血化验：白细胞总数11200/立方毫米，中性66%，诊断为支气管肺炎。转蒲老诊治，症见发热39℃，无汗，咳嗽气促，喉间痰鸣，咳痰不利，面浮目红，口微渴，食纳减少，大便干，每日一次，小便短黄，舌质不红、苔白腻，脉沉细数。属食痰阻滞，肺失肃降，郁而化热，治宜宣肺降痰。处方：

炒葶苈子一钱　炒苏子一钱　炒白芥子一钱　瓜蒌仁壳二钱　桑白皮一钱五分　白前一钱　炒莱菔子一钱　紫菀一钱　竹叶一钱　苇根二钱　葱白二寸

12月28日复诊：前方服二剂，热减，精神转佳，咳痰利，食纳增加，小便微黄，大便正常，脉转沉滑，舌质正常苔黄腻。体温已趋正常，咳喘俱减。再以调和肺胃，清燥化痰。前方去葶苈子、竹叶、葱白，加象贝母一钱，枇杷叶二钱，竹茹一钱，蜂蜜为引。此方服二剂而痊愈。

按：本例因平时饮食不节，食积生痰化热，微感外邪，引动痰热，阻塞肺气，以致咳喘痰鸣，高热无汗，虽服解表之剂而病势不减。据其便干，口渴，尿黄而短，脉沉不浮。其病不在表，治宜降泄痰热，兼透表邪，以三子养亲汤加味。痰热降，表亦解，肺胃调和，诸症皆平，服药四剂而获痊愈。据此例体会，在临床审脉求因辨证的重要性，脉之沉浮、便之干溏、舌之红淡、苔之黄白燥润、病机之所在，均宜具体分析、加以区别。

温热病后阴虚液涸
(重症迁延性肺炎)

张某，女，1岁，因发热咳嗽已五日，于1959年1月24日住某医院。

住院检查摘要：体温38℃，皮肤枯燥，消瘦，色素沉着，夹有紫瘢，口四周青紫，肺叩浊，水泡音密聚，心音弱，肝大3厘米。血化验：白细胞总数4200/立方毫米，中性61%，淋巴39%，体重4.16公斤。诊断：①重症迁延性肺炎。②三度营养不良。③贫血。

病程与治疗：入院表现精神萎靡，有时烦躁，咳嗽微喘，发热，四肢清凉，并见拘紧现象，病势危重，治疗一个半月，虽保全了生命，但褥疮形成，肺大片实化不消失，体重日减，使用各种抗菌素已一月之久，并多次输血，而病儿日沉困，白细胞总数高达38400/立方毫米，转为迁延性肺炎，当时在治疗上非常困难。于3月11日请蒲老会诊，症见肌肉消瘦，形槁神呆，咽间有痰，久热不退，脉短涩，舌无苔。属气液枯竭，不能荣五脏，濡筋骨，利关节，温肌肤，以致元气虚怯，营血销铄。宜甘温咸润生津，并益气增液。处方：

干生地四钱　清阿胶三钱（另烊）　麦门冬二钱　炙甘草三钱　白芍药三钱　生龙骨三钱　生牡蛎四钱　制龟甲八钱　炙鳖甲四钱　台党参三钱　远志肉一钱五分

浓煎300毫升，鸡子黄一枚（另化冲），童便一小杯（先服），分二日服。

连服三周后，大便次数较多，去干地、童便，加大枣三枚（劈），浮小麦三钱。再服二周痰尚多，再加胆星一钱，天竺黄二钱。

自服中药后，病情逐渐好转和恢复。①不规则发热于二周后消退，体温逐渐恢复正常。②肺大片实化逐渐消失。③用药一周后，褥疮消失，皮肤滋润，色素沉着减退。一个半月后，皮下脂肪渐丰满。④体重显著增加。⑤咳嗽痰壅消失。⑥食欲由减退到很好。⑦由精神萎靡，转为能笑、能坐、能玩。于同年5月8日痊愈出院。

按：吴鞠通《温病条辨》说："温病后，一以养阴为主，饮食之坚硬浓厚者，不可骤进，间有阳气素虚之体质，热病一退，即露旧亏，又不可固执养阴之说，而灭其阳火。故本论中焦篇，列益胃、增液、清燥等汤。下焦篇，列复脉、三甲、五汁等复阴之法，乃热病调理之常理。下焦篇，又列建中、半夏、桂枝数法，以为阳气素虚，或误伤凉药之用，乃其变也。"由此可见温热病后调理，养阴复阳，全在医者知其常变。本例属温病久羁，气阴两伤，迁延两月之久，已成阴虚液涸虚怯之危候，非大剂三甲复脉法甘温咸润之品并用，不足以填补其虚。若不长期坚持以"阳不足者温之以气，阴不足者补之以味"的原则，则难达到效果。故本例服药二周后虚热始退，一个半月后气液始充，形神始复。

风温犯肺
（腺病毒肺炎）

张某，男，2岁，1959年3月10日因发热三天住某医院。住院检查摘要：血化验：白细胞总数27400/立方毫米，中性76%，淋巴24%，体温39.9℃，听诊两肺水泡音。诊断：腺病毒肺炎。

病程与治疗：住院后，曾用青、链、合霉素等抗菌素药物治疗。会诊时，仍高烧无汗，神昏嗜睡，咳嗽微喘，口渴，舌质红，苔微黄，脉浮数。乃风温上受，肺气郁闭。宜辛凉轻剂，宣肺透卫，方用桑菊饮加味。处方：

桑叶一钱　菊花二钱　连翘一钱五分　杏仁一钱五分　桔梗五分　甘草五分　牛蒡子一钱五分　薄荷八分　苇根五钱　竹叶二钱　葱白三寸　共进两剂。

药后得微汗，身热略降，咳嗽有痰，舌质正红，苔薄黄，脉滑数。表闭已开，余热未彻，宜予清疏利痰之剂。处方：

苏叶一钱　前胡一钱　桔梗八分　桑皮一钱　黄芩八分　天花粉二钱　竹叶一钱五分　橘红一钱　枇杷叶二钱　再服一剂。

微汗续出而身热已退，亦不神昏嗜睡，咳嗽不显，惟大便两日未行，舌红减退，苔黄微腻，脉沉数。乃表解里未和之候，宜原方去苏叶，加枳实一钱，莱菔子一钱，麦芽二钱。

服后体温正常，咳嗽已止，仍未大便，舌中心有腻苔未退，脉滑数。乃肺胃未和，拟调和肺胃，利湿消滞。处方：

冬瓜仁四钱　杏仁二钱　苡仁四钱　苇根五钱　炒枳实一钱五分　莱菔子一钱五分　麦芽二钱　焦山楂二钱　建曲二钱

服二剂而诸症悉平，食、眠、二便俱正常，停药食养痊愈出院。

按：叶天士谓“风温上受，首先犯肺”，故以桑菊清轻辛凉之剂，宣肺以散上受之风，透卫以清在表之热。二剂即得微汗，再剂即身热已退。慎勿见其为腺病毒肺炎，初起即投以苦寒重剂，药过病所，失去清轻透达之机，则反伤正阳，易使轻者重，重者危。因思吴鞠通所谓“治上焦如羽”，实为临床经验之谈。

湿　温
（腺病毒肺炎）

张某，男，1 岁半，1964 年 5 月 3 日初诊。

4 月 24 日发热，咳嗽气急，体温 39℃ ~40℃，住某医院确诊为腺病毒肺炎。用多种西药治疗未效，病情缠绵，其母心情焦急异常，经同道介绍前来求治。患儿迄今发热未退，烦躁多哭，烦躁时头额有汗，咳嗽尚甚，咳声不畅，不思食，不饮水，且拒食饮，大便溏软，腹不胀满，小便黄，脉沉滑，面黄，舌质淡，苔白黄腻带秽。因湿热郁闭，肺气不宣，治宜宣肺卫、化痰湿。处方：

连皮茯苓二钱　法半夏二钱　杏仁（去皮）一钱五分　苡仁四钱　冬瓜仁二钱　白蔻（打）八分　芦根三钱　桑皮一钱五分　麦芽（炒）一钱五分　竹茹一钱　象贝一钱　枇杷叶（炙）二钱　慢火煎三十分钟，取 30 毫升，每次服两匙，两剂。

1964 年 5 月 5 日再诊：服上药两剂后，周身漐漐潮汗出，即思乳食。今日体温已平，烦躁亦除，精神活跃，面色转红润，惟咳嗽较频，食欲渐增，大便每日一行，夹有少量粘物，脉沉滑微数，舌正红，秽腻苔已退。郁闭已开，湿痰未净，宗前法加减。处方：

连皮茯苓二钱 法半夏一钱 橘红一钱 杏仁一钱五分 苡仁四钱 冬瓜仁二钱 象贝一钱 桑皮一钱五分 竹茹一钱 麦芽一钱五分 芦根三钱 枇杷叶（炙）二钱 两剂而愈。

按：患儿确诊为腺病毒肺炎，起病高烧、咳嗽气急，用多种西药，体温稍降，而胸透阴影不吸收，咳嗽仍频，烦躁多哭，哭时仅头额有汗，便溏腹软，小便黄，脉沉滑，舌质淡，苔黄腻带秽，据病情显为外感湿邪所致。辨证求因，春末多雨，气候偏湿，感受湿邪，清阳郁闭，卫失疏泄，肺失清肃，痰湿内聚，以致热不得越。所以立法宣通肺卫，通阳利湿，非风寒故不用发表之品。服后上焦得通，胃气即和，遍身漐漐汗出，而体温恢复正常，但仍咳嗽较频。此为郁闭已开，湿痰外出之象，故因势利导，再予疏利痰湿、调理肺胃，两剂而获痊愈。

温邪郁闭
（腺病毒肺炎）

闻某，男，3 个月，因高烧无汗而喘已五天，于 1960 年 4 月 27 日住某医院。住院检查摘要：肺部叩诊有浊音，听诊有水泡音。血化验：白细胞总数 14100/立方毫米，中性 46%，淋巴 54%，体温 40℃以上，肝脏肿大，呈堵塞性呼吸，二度缺氧，神识昏迷，时而抽风。

病程与治疗：曾予冬眠合剂、冰袋、氧气吸入等治疗。4 月 29 日请蒲老会诊，患儿仍高烧不退，灼热无汗，喘急气促，胸高膈扇，昏迷抽风，唇绀面赤，舌红苔白，脉浮数。此由风温犯肺，卫气郁闭。未出三日急宜解表，宜凉解之剂以解表开闭，并结合毛地黄化，补充血浆、输液及氧气吸入等措施。处方：

麻黄五分　杏仁一钱　生石膏三钱　甘草五分　前胡五分　桔梗五分　僵蚕一钱　牛蒡子一钱　竹叶一钱　葱白二寸　速服二剂。

复诊：患儿虽然仍高烧昏迷，喘急、气促，但周身皮肤微润，抽风减少，舌仍红，苔转微黄，脉尚浮数。用原方减去桔梗、葱白，加钩藤一钱以熄风，莱菔子一钱、炒苏子八分以降气，进一剂。

三诊：热渐降，喘渐平，神识昏迷亦渐清醒，已不抽风，惟咳嗽痰多，舌红减，苔亦稍退，脉不浮而数。由表邪已解，肺闭已开，但痰尚甚，继以泄热降气化痰之剂。处方：

桑皮一钱五分　杏仁一钱　炒苏子八分　前胡八分　莱菔子一钱　厚朴五分　化橘红五分　茯苓一钱　甘草三分　苇根三钱　二剂。

四诊：患儿热已退清，喘亦不作，神清面荣，诸症基本解除，惟余轻度咳嗽，乃以调和肺胃之品二剂，调理而愈。

按：高烧抽风，昏迷喘促，是小儿肺炎的严重证候。初起虽用冬眠合剂和冰袋镇静退热，而诸证未见好转。究其病机，全由表邪郁闭，卫气不通，肺气不开，以致神昏，并非病邪已犯心营，故用麻杏石甘汤加味直解其表，宣肺开闭，连进三剂始获表解闭开。凡六淫外邪，表闭证多见此候，若不详审，误作邪入心营，进清营、清宫者有之，进牛黄、至宝者有之，则诛伐无过，徒伤正气，表闭终不解除，而成内闭之危，临床者宜慎思之。此案于会诊时，因患儿高烧喘急，昏迷抽风，曾结合西医紧急处理（输液，输氧，药物洋地黄等），为中医治疗创造有利条件。由此可见，中西医结合在处理危重病症方面的特殊重要性。

温邪入营
（腺病毒肺炎）

唐某，男，2岁，因发热而喘已十天，于1959年3月25日住某医院。

住院检查摘要：咽培养，大肠杆菌，血化验：白细胞7000/立方毫米，中性75%，淋巴25%，体温39.4℃，肺部叩诊浊音及听诊有水泡音，临床诊断：腺病毒肺炎。

病程与治疗：发病已十天，曾用青、链霉素，会诊时，发热无汗，时而烦躁，嗜睡，微咳，呼吸微，腹不满，下利清绿色，四肢厥冷，齿干舌绛，苔老黄，中心黑，脉沉。此温邪内陷入营，正气已虚，已现厥逆，急防发痉。治宜甘凉养阴、辛凉泄热，虚实兼顾，以冀透营转气。处方：

玉竹三钱　麦冬一钱五分　银花二钱　竹叶二钱　郁金一钱五分　石菖蒲一钱　生玳瑁（先煎）三钱　天竺黄二钱　香豉三钱

服二剂，微汗热退，已不烦躁，仍嗜睡，四肢厥回，舌由绛转红，黑苔已退，舌根苔黄，脉略缓，继宜养阴清热利痰。处方：

玉竹三钱　麦冬一钱五分　石斛三钱　蛤壳二钱　天竺黄二钱　石菖蒲一钱　川郁金一钱五分　化橘红一钱　谷麦芽各二钱

再服二剂，肺部实化阴影吸收，叩诊、听诊无异常，诸症皆平，原方去天竺黄，续进一剂而愈。

按：舌绛，苔老黄，齿干，思睡，是温邪入营之候；四肢厥冷烦躁，是欲有风动作痉之征。故用玉竹、麦冬甘凉以扶正养阴，银翘竹叶辛凉以透邪清热，菖蒲、郁金开窍辟恶，玳瑁、竺黄解毒涤痰，妙在豆豉具挥发郁热之能、作透营转气之枢。不用清营者，以其邪初入营，犹可透之转气。或问：前例昏迷抽风，何以认为温邪郁闭，邪伤气分？此例嗜睡肢厥，何以认为温邪入营？盖气与营界限虽明，然亦不易分清。前例虽有昏迷抽风之症，但未出三日，舌质红而不绛，其苔尚白，其脉浮数，故为风温犯肺，卫气郁闭，治以解表开闭，而神清风息；后者虽未见抽风之候，但已有嗜睡肢厥，其舌已绛，其齿干，其脉沉细，病已十日，故知温邪入营，因尚未作痉，治以透营转气，而热退厥回。故辨证必须全面分析，不可拘泥于神昏抽风一个证候。表闭可以导致神昏抽风，入营亦可不发神昏抽风，全在脉证互参，细心体会。

热闭包络
（腺病毒肺炎）

张某，女，1 岁半，因高烧喘急五天于 1960 年 6 月 13 日住某医院。

入院检查摘要：急性病容。肺部叩诊有浊音，听诊有水泡音，并有大片实化。血化验：白细胞总数 6250/立方毫米，中性 44%，淋巴 56%，肝大 2.5 厘米，体重 7.6 公斤。

病程与治疗：入院后曾用清热寒凉之剂治疗。于6月15日请蒲老会诊，患儿已呈深度昏迷状态，面色黯黄，痰壅咽间，咳嗽无力，高度喘急，并见下颌颤动及抬肩呼吸，四肢发凉，体温反降为37.8℃，而脉速达220次/分，呼吸72次/分。唇焦、舌干、齿燥，舌质绛，苔老黄无津，脉细数无力。据此乃热厥，邪入包络闭证，肺之化源欲竭之象，虚实互见。治宜祛邪扶正并用，清热开窍，益气生津，并紧密配合西医抢救措施。处方：

西洋参二钱　安宫牛黄散一钱

先将西洋参煎水，分五次将牛黄散送下，两小时一服。

抢救措施有：①随时吸出稠痰，硬如烂肉球。②持续给氧气吸入。③静脉点滴血浆与毒毛旋花子K，并且在点滴器中段的小壶内加入1毫升（0.25克）洛贝林。④鼻饲，每日三次米汤或水，每二～三小时，徐徐灌入中药。⑤肌注冬眠灵2号合剂。

中药服半剂后，患儿之反应性加大，渐见咳痰松活，皮肤转红润，手心潮汗，体温再度升高，达41℃。辅以热水擦浴，使全身微汗徐出。至次日原方再服一剂，患儿之神识渐清，病情遂趋稳定。

6月17日复诊：体温已近正常，喘减，神清，仍有咳痰，舌色正苔减少，脉右滑左数。此热闭已开，正气渐复，余邪未净。治以养阴清热。处方：

玉竹二钱　麦冬一钱五分　天冬二钱　玄参二钱　细生地二钱　石斛二钱　稻芽三钱　荷叶一钱

服一剂，次日以原方加减，续进一剂。

6月20日三诊：除尚有咳嗽及散在性肺部水泡音

存在外，余症悉除，脉亦缓和。遂改用保和丸加减调和肺胃，兼化湿痰，以善其后。越五日痊愈出院。

按：本例是中西医结合抢救的。中药方面用西洋参水，送安宫牛黄散，即本吴鞠通所谓“邪陷脉虚，人参汤下安宫牛黄丸”之义。当时患儿热闭包络，昏迷痰阻，乃邪盛之象；脉细数无力为虚，体温反降亦正虚之征，故治疗方法，扶正祛邪均为当务之急。若不祛邪，则邪愈炽而正愈衰；若不扶正，则正无力而邪益张。经用牛黄散开其热闭，西洋参益气生津，不待尽剂，而皮肤红润，体温反升。此时不可以体温之升高而生疑惑，乃是正邪相争的剧烈表现，若邪胜正负则厥更深，此正胜邪负之际，不能妄用强制退热之法，只是以热水擦浴，促进皮肤血液循环，而闭开汗出，热亦随之自然下降。我们初步认为，体温之升降，为正邪胜负之争，若以高热而强制退之，可能导致正负而邪胜，邪内闭而正气外脱，不可不深思之。

热病伤阴
（腺病毒肺炎）

吴某，男，1岁，因高烧咳嗽而喘已六天，于1960年4月20日住某医院。

住院检查摘要：入院治疗一周后，热退，喘不止，历三周之久肺实化不消散，细小水泡音甚多，三周后又有不规则发烧，右背叩诊浊音。血化验：白细胞总数12600/立方毫米，中性41%，淋巴59%。诊断：腺病毒肺炎。

病程与治疗：从入院一直用抗菌素，体温退而复起，咳嗽痰多，喘憋而烦，于5月20日请蒲老会诊：其脉右数急无力，左弦数有力，舌正红无苔，发热有汗，呛咳有痰，喘而气憋，心烦腹满。此热久伤阴，肺气已虚，痰热互结。治宜益气生津，清热化痰之法。处方：

西洋参一钱　沙参二钱　麦冬钱半　五味子三十粒　川贝一钱　蛤壳二钱　枇杷叶二钱　诃子一枚　天竺黄一钱

服后热稍减，原方加知母五分，茅根二钱，再服二剂。

高热已退，心烦喘憋消失，咳嗽仍有痰，脉缓无力，舌淡无苔。遂用六君子汤加味肺脾双调，服两剂肺叩浊及水泡音亦消失。停药观察四天，食欲增进，一切正常，痊愈出院。

按：热病已久，肺气已虚，津液被劫，故右脉数急无力，左脉反弦数有力，肝风有欲动之象。急用生脉益气生津，肺金得养，肝木自平，蛤壳、竺黄坠痰兼能养阴镇逆，诃子助五味以摄肺气。二十余日迁延不愈之证，应手而效。

风寒犯肺一
（腺病毒肺炎）

初某，男，3个月，因发热四天，咳嗽，气促，抽风两次，于1961年2月24日住某医院。

住院检查摘要：体温39.4℃，脉搏106次/分，发育及营养中等，右肺叩诊稍浊，两肺呼吸音粗糙，有干啰音及小水泡音，以右肺为著。肠鸣音略亢进。血化验：白细胞总数12900/立方毫米，中性68%，淋巴32%。胸透：右肺上下均可见片状阴影，肺纹理模糊。

临床诊断：腺病毒肺炎。

病程与治疗：患儿于2月21日突然发热，咳嗽，有少量痰，伴有腹泻，日四、五次，为黄色溏便，精神委顿，吃奶少。两天后咳嗽气喘加重，连续在某门诊治疗，用退热消炎止咳等西药未效。2月24日突发抽风两次，每次持续三四秒钟，两次间隔时间较短，当即住院。症见高烧无汗，烦躁哭闹，时有惊惕不安等，先用土、红霉素等西药，并服大剂麻杏石甘汤复以银翘散加味，寒凉撤热，症状未见改善，即停用红霉素。于27日请蒲老会诊，当时高烧40℃，仍无汗，面色青黄，咳而喘满，膈动足凉，口周围色青，唇淡，脉浮滑，指纹青，直透气关以上，舌质淡，苔灰白，胸腹满。此属感受风寒，始宜辛温疏解，反用辛凉苦寒，以致表郁邪陷，肺卫不宣。治拟调和营卫，透邪出表，苦温合辛温法。用桂枝加厚朴杏子汤加味。处方：

桂枝五分　白芍六分　炙甘草五分　生姜二片　大枣二枚　厚朴五分　杏仁十粒　僵蚕一钱　前胡五分　一剂。

药后有微汗出，体温渐退，精神好转，喉间有水鸡声，腹仍满，膈动微减，吃奶已好转，仍便溏一日五次，口周围青色稍退，脉滑不数，指纹青色亦稍退，舌淡苔秽白。营卫虽和，但肺气仍闭，湿痰阻滞，宜温宣降逆化痰为治。用射干麻黄汤加减。处方：

射干五分　麻黄五分　细辛三分　法半夏一钱　紫菀五分　五味子七粒　炙甘草五分　炒苏子一钱　前胡五分　生姜二片　大枣二枚　一剂。

药后体温已降至36.4℃，精神好转，全身潮润，足欠温，腹满已减，二便如前，面色青白，右肺水泡音较多，左肺较少，脉沉滑，舌淡苔退。乃表邪已解，肺胃未和。宜调和肺胃，益气化痰为治。仿厚朴生姜半夏甘草人参汤加味。处方：

西洋参五分　川朴七分　法半夏一钱　炙甘草五分　生姜二片　橘红五分　两剂。

药后仅有微咳，呼吸正常，食欲增进，大便日一、二次成形，小便多，两肺呼吸音粗糙，少许干啰音，脉沉细而滑，舌正常，无苔。用二陈汤加白前、苏子、枇杷叶、生姜，调肺胃、化痰湿以善其后。连服两剂，停药观察，嘱以乳食调养。于3月8日胸透：右肺片状阴影已部分吸收，临床已恢复正常，病愈出院。

按：本例发于早春，乃风寒犯肺之症，前医作春温论治，以大剂麻杏石甘汤合银翘散及寒凉撤热，而热不解，因之寒邪郁闭，营卫不通。蒲老宗张仲景“喘家作桂枝汤加厚朴杏子佳”，用桂枝解肌以和营卫，厚朴、杏子宽中利肺气，加僵蚕、前胡祛风、宣肺闭，一剂而得微汗，热降喘减。何以知其为风寒犯肺而非春温？蒲老抓住高烧无汗、咳而喘满、面青足凉、唇淡舌淡、苔灰白、脉浮滑不数等寒象，知其为风寒犯肺，营卫不和；若是风温，则必见高烧汗出、喘而烦躁、面赤唇红、舌赤苔黄、口渴脉数等热象。

风寒犯肺二
（腺病毒肺炎）

李某，男，5个月，因发热咳喘已十一天转入某医院，住院检查：体重6.3公斤，缺氧1度，肺部叩诊浊音，听诊有水泡音，X线发现大片实化。血化验：白细胞总数24200/立方毫米，中性68%，淋巴32%。咽培养有大肠杆菌，咽拭子分离为Ⅲ型腺病毒。诊断：腺病毒肺炎并发心力衰竭。

病程与治疗：持续高热无汗，四肢不温，咳嗽喘促，音哑，痰阻不利，面青，口周微发绀，呼吸不匀，舌红无苔，脉滑微数。此例虽见舌红脉数、肺阴受伤之候，而高热无汗，面青唇绀，喘咳痰滞，仍属风痰阻塞，肺气郁痹。急宜疏风开肺宣痹。处方：

僵蚕一钱　前胡八分　牛蒡子一钱　桔梗八分　杏仁一钱　射干八分　甘草五分　竹叶一钱　苇根三钱　葱白二寸

4月12日复诊：连服二剂，未获汗，惟四肢转温，表气仍闭，余症不减。遂改用射干麻黄汤加减开肺宣痹，和胃涤痰。处方：

射干五分　麻黄三分　细辛五分　紫菀八分　五味子十粒　半夏一钱　茯苓一钱　化橘红一钱　甘草五分（炙）苏子七分（炒）　生姜二片　大枣二枚（擘）

再服二剂后，乃获全身漐漐汗出，肺胃和调，诸症渐除，病遂告愈。

按：《素问·热论》曾对伤寒热病的治疗提出："其未满三日者，可汗而已；其满三日者，可泄而已。"这是说明对疾病发展过程，应掌握其当汗、当下之机，乃其常也。本病已越十一天而舌红脉数，肺阴已伤，似不宜汗；但高热无汗，喘促痰滞，面青唇绀，表仍不通，肺气郁痹，故不能不采用急则治标，以辛温开闭取汗，邪去正安，漐漐汗出，表解而阴存，乃其变也。故临床辨证可不拘泥病日不敢取汗，表邪仍在者亦须解表为要，病程日久时，总宜辨证为要。

风寒夹饮
（腺病毒肺炎）

谢某，男，年龄8个半月。因感冒咳嗽二周，高热四天，于1961年4月17日住某医院。

住院检查摘要：体温39℃，脉搏104次/分，发育营养中等，两肺呼吸音粗糙，有散在中小水泡音。血化验：白细胞总数11500/立方毫米，中性58%，淋巴41%，单核1%。尿蛋白（++）。咽拭子培养为金黄色葡萄球菌，凝固酶试验（+），少数绿脓杆菌，药物敏感试验：对各种抗菌素均为阴性，咽拭子病毒分离为Ⅲ型腺病毒，补体结合试验效价1∶32倍。胸透：右上肺有片状阴影。临床诊断：腺病毒肺炎。

病程与治疗：入院前二周咳嗽痰多，至第十天突然高热持续不退，伴有呕吐夹痰奶等，食纳差，大便黄色粘稠，日一、二次，精神萎靡，时而烦躁。入院后即用中药桑菊饮、葛根芩连汤加味、安宫牛黄散以及竹叶石膏汤等均未效，于4月21日请蒲老会诊：体温38℃～40℃，无汗，呕吐，下利，每日平均十多次，呼吸不畅，喉间痰阻，喘促膈动，面色苍白，胸腹微满，脉虚，舌红无苔。此属表邪郁闭，痰饮阻肺，正为邪遏之候。治宜辛温开闭，涤痰逐饮。方用射干麻黄汤加减。处方：

射干七分　麻黄五分　细辛五分　五味子三十粒　干姜三分　紫菀八分　法半夏一钱　大枣四枚

进二剂后体温由40℃降至正常，烦躁渐息，微咳不喘，喉间痰减，呼吸较畅，面色渐荣，手足心润，胸腹已不满，下利亦减，脉缓，舌质红，苔少。郁闭已开，肺气未复。宜益气化痰为治，方宗生脉散加味。处方：

沙参二钱　麦冬一钱　五味子二十粒　紫菀八分　法半夏一钱　枇杷叶三钱　生姜二片　大枣二枚

进两剂后咳止，一切正常，观察四天痊愈出院。

按：本例发于暮春，本外寒内饮之证，而前医作温病治之，辛凉、苦寒、甘寒相继服用，病不解。蒲老采用仲景射干麻黄汤以温肺开闭，涤痰化饮，二剂而闭开热退，痰减饮蠲。何以知其非温病而是外寒内饮？蒲老除抓住其高烧无汗、面色苍白、喘满不渴外，同时有咽间痰阻、呼吸不畅，知其为外寒内饮，因为咽间痰阻，可与喉间水鸡声比类。

风寒夹湿
（腺病毒肺炎）

傅某，男，年龄 10 个月。因十多天来咳嗽痰多、发热，于 1961 年 5 月 8 日住某医院。

住院检查摘要：体温 40.3℃，发育营养尚佳，精神差，呼吸急促，咽红肿，扁桃腺略大，肺部叩诊有浊音，两肺呼吸音粗糙，右肺有中小水泡音。血化验：白细胞 4900/立方毫米，中性 54%，淋巴 43%，嗜酸性 2%，单核 1%，大便粘液（+）。咽拭子培养：有金黄色葡萄球菌，凝固酶试验（+）。药物敏感试验：金霉素（+），其他抗菌素皆为（-）。咽拭子病毒分离为Ⅲ型腺病毒。胸透：两侧肺纹理增多，粗厚模糊，于其间可见少量片状阴影，肺门阴影著明。临床诊断：腺病毒肺炎。

病程与治疗：患儿于4月27日突然高烧，连续抽风两次，由急诊住入附近医院，一天后热退，第三天出院，回家后又即发热，体温在38.5℃～40.3℃之间，服退热剂后，体温暂降至正常，不久又上升较高，服土霉素、磺胺等药物四天无效，咳嗽渐增，喉间有痰声，逐渐呼吸加快，喘促，鼻煽膈动，持续40℃～40.3℃高热而无汗，烦躁，唇干，食欲不振，口渴能进热饮，恶心吐涎，大便日五～八次、色微青、夹水而溏，小便少。入院第二天起即用大剂麻杏石甘汤及银翘散加减送服紫雪丹四分，继用青蒿鳖甲汤加减送服犀角、羚羊粉各四分。5月13日请蒲老会诊：咳嗽气促，喉间痰声漉漉，面及四肢浮肿，胸腹濡满，面浮色黄，眼白珠色青，额热有微汗，手足冷，指纹隐伏，脉沉濡，舌淡，苔腻色灰黑。此证由本体湿甚，因感风邪，风湿搏结，加之寒凉过剂，以致中阳失运，肺卫不宣，属正虚邪实之候。治宜温通两太阴为主，兼开太阳，主以桂枝人参汤与二陈汤合剂。处方：

桂枝一钱　西洋参一钱　炒白术一钱　干姜八分　炙甘草一钱　法半夏一钱五分　茯苓二钱　橘红八分　一剂。

14日二诊：服药后周身微汗出，矢气常转，体温已降至正常，腹胀减，喘平而烦躁，下利大减（每日三次，色正常，微黄），喉间尚有痰声，睡眠安定，唇润，四末少和，脉象沉微滑，舌质淡，灰黑苔见退。仍属阳虚夹痰之证，继宜温化为治。处方：

西洋参一钱　炒白术一钱　干姜五分　炙甘草五分　法半夏一钱五分　橘红五分　桂枝五分　细辛三分　五味子十粒　一剂。

15日三诊：腹满全消，四肢温和，面部微浮肿，大便日二～三次、不溏，微咳有痰，饮食转佳，脉沉缓，舌质正常，苔再减。仍以原方去桂枝加大枣三枚，健脾益肺，以善其后。服二剂症状消失，停药以饮食调养，观察四天，胸透复查肺炎有吸收，尚有部分间质性改变，临床一切恢复正常而出院。

按：本例因湿胜之体而受风邪，本风湿搏结之证，早用寒凉过剂，中阳受伤，肺卫不宣而成阳郁表闭，里虚邪陷。故蒲老用桂枝人参汤合二陈汤，以温通两太阴、兼开太阳、利痰湿，服后疗效显著。何以断定为风湿搏结和苦寒伤中？蒲老则抓住高烧无汗、喘咳气促、痰声漉漉、四肢浮肿、胸腹濡满、舌淡苔腻而灰黑、脉沉濡等症脉，知其本体湿胜，外受风寒，风湿搏结，苦寒过早，伤其中阳。说明治病，不仅明其因，还要识其本体，病随体异，古人早有启示，临床都须作全面分析。

阳虚欲脱
（腺病毒肺炎）

陈某，男，年龄1岁半，因高烧八天，咳嗽六天，四天来加重，于1961年3月16日住某医院。

住院检查摘要：体温38℃～40℃之间，呼吸36次/分，发育、营养中等，鼻翼微煽，咽红，膈动腹满，两肺湿性啰音较重，叩诊浊音。血化验：白细胞总数由11450/立方毫米上升到19100/立方毫米，中性51%，淋巴42%，杆状7%。痰培养：金黄色葡萄球菌生长，凝固酶试验（+），咽拭子分离出Ⅲ型腺病毒。胸透及摄片：右肺门阴影较致密，右肺野内带沿纹存在小片状阴影，下肺野明显，左下肺亦可见致密片状阴影。临床诊断：腺病毒肺炎。

病程与治疗：入院前8日高烧一直不退，伴有腹泻，日十多次，水样有块，色绿，近四天来下利减为日三、四次，发粘绿色，食纳差，有时吐奶瓣，嗜睡，咳喘，小便正常。入院后即以青霉素小剂量穴位注射及中药麻杏石甘汤、麦门冬汤等方加味。病不解，改用金、红霉素、血浆输入及其他对症支持疗法亦未改善。于3月20日请蒲老会诊：患儿已深度昏迷，仍高热无汗，喘急痰阻，面灰腹满，唇干，舌红少津，苔薄白而干，指纹粗大而黯，直透三关，脉左沉数，右浮大，呈呼吸衰竭的危候，堵塞性喘息样呼吸，肺大片实化，出现腹胀，逐渐发展到不完全的麻痹性肠梗阻。中西医共同讨论综合治疗，中医认为病程较长，邪稽不解，肺胃大伤，浊痰上逆，肺窍阻塞，属正虚邪实之象，急宜扶正，不宜再攻。治法主以益气生津，开窍化痰。处方：

沙参一钱五分　五味子十粒　诃子二枚　法半夏一钱五分　川贝一钱　射干八分　瓜蒌壳八分　竹茹一钱　一剂，频频给服。

次日加西洋参一钱五分、知母五分续服。西医治疗措施：采用人工呼吸，随时吸痰，持续给氧气吸入，并以高渗盐水保留灌肠，补给血浆等。

22日复诊：体温突然急剧下降，两足发凉，呼吸微弱，昏迷仍深，脉沉弦细无力，舌上少津。分析患儿阴津既伤，阳气又有欲脱之势，急宜回阳救脱，参附汤加石菖蒲主之。处方：

西洋参二钱　川附子一钱　石菖蒲七分　浓煎频服。

当夜四肢渐回温，由昏迷嗜睡状态转为微烦，痰能咳出。

23日复诊：呼吸衰竭情况已缓和，痰亦不壅塞，诸般危象渐趋稳定，舌红津回，脉沉细稍有力，乃用生津益气之法，扶助正气。处方：

沙参二钱　麦冬一钱　五味子十粒　石菖蒲七分　远志七分

调理五日，停药观察，痊愈出院。

按：本例呼吸衰竭持续两天半之久，如果不是中西医的共同抢救，是不易转危为安的。观其在呼吸突然停止时，西医立即进行人工呼吸，结合吸痰及强心等措施，使患儿呼吸再现，并转平稳；当肠麻痹性梗阻时，又以高渗盐水保留灌肠，使之逐渐缓解。这些紧急措施，对挽回生命是有决定性作用的。而中医积极采用益气生津之法，斡旋病机，特别是阳气欲脱之际，全仗参附力挽欲绝之阳，使患儿终于由危亡而得生机，也是有决定性作用的。

暑风夹湿

阮某，女，3岁，1960年6月20日初诊。

今晨突然发高烧，并自下利，午前曾用银翘散加减，服后烧不退，继则周身皮肤发现水疱，大小不一，呈昏睡状态；午后曾服升麻葛根汤加味，服药后烦躁，出现惊急抽搐。晚八时许请蒲老诊疗，高热无汗，体温41.2℃，周身皮肤灼红，遍布水疱如豆大，神志昏迷，时有惊搐烦躁，大便下利，色绛稀溏，唇干少津，脉洪数有力，无汗，呼吸促，舌绛苔黄而干。询其病因，昨日外出受热，内食生冷以致夜卧不宁，今晨即发烧。显系暑风外受，生冷内伤，冷热相搏，表里郁闭，阳明壮热上蒸，肺经受迫，皮肤灼蒸，发为天疱疮，与痱疹同类。治宜清宣表里。处方：

银花二钱　连翘二钱　升麻一钱　僵蚕二钱　蝉衣一钱　黄连八分　玄参二钱　香豆豉三钱　黄芩八分　竹叶二钱　芦根四钱　生甘草一钱

次日复诊：患儿服药后，至夜半高热渐退，烦躁见轻，惊搐亦平，能安静睡眠，下利未减，时有微烦，呼吸略促，身仍无汗，脉舌如前。原方加鲜佩兰、牛蒡子各一钱五分，频频服之。

三诊：遍身潮汗出，身热续退，水疱逐渐消失，气仍微促，下利已减，小便短黄，脉数，舌质红，苔白多黄少。此表气已通，里气渐和，治以调和胃气，兼清湿热。处方：

藿香梗一钱　大腹皮一钱　川厚朴一钱　山茵陈二钱　扁豆皮二钱　豆卷三钱　杏仁一钱　茯苓皮二钱　滑石三钱　建曲一钱五分　炒麦芽钱半　荷叶二钱　通草一钱

四诊：尚有低热，时烦，胸闷、气促俱消失，大便已成形，小便微黄，口知味，食欲增进，脉细数，舌质正常、苔已减。仍以前方去大腹皮、厚朴，加黄芩八分，再服一剂。

五诊：二便正常，饮食增加，脉细数，舌苔再减。里热积秽俱解，而仍时微烦，乃壮火虽去，余焰未熄。拟清燥养阴，调理肺胃。处方：

玉竹二钱　知母一钱　地骨皮二钱　竹茹二钱　扁豆皮二钱　生石膏三钱　生甘草五分　石斛二钱　芦根四钱　荷叶三钱　炒稻芽三钱

服药时兑少许白糖，连服二剂，一切正常。

按：暑为六淫之一，陈修园说："炎暑则表气易泄，兼湿则中气不固。"周扬俊说："病人忽然手足搐挛者，暑风也。"本例发病正值六月下旬，由于受暑兼风，过食冷食，冰伏其热，冷热相搏，三焦失调，表闭里郁，营卫不利，故突然出现高热下利等症。初起本应清暑祛风，表里两解，病势急剧用银翘、升麻等方难以胜任，故病不解，反而惊急抽搐，可见治不中病，难以抵当。蒲老先用清里透表，继则通阳利湿，再后则以清燥养阴与调和肺胃诸法循次施治，而获痊愈。说明必明其所因，则治得其要。

暑湿夹食

赵某，女，8个月，初诊日期：1964年7月27日。

3天来发热，以下午为高，发热以头部及躯干为显，而四肢发冷，今晨起床时体温38.4℃（腋表），现39.7℃，鼻有少量清涕，咳嗽有痰，痰声漉漉，食欲减退，大便一天二～三次，稍溏而有奶瓣样不消化物，无脓血及粘液，不思饮，喝水则恶心欲吐，小便黄。曾请西医诊治，未找出发热原因，给予阿司匹林内服，开始药后有汗，以后再服无汗；并用过土霉素等抗菌素内服。西医检查无异常所见。实验室检查：白细胞总数12000/立方毫米，分类：中性72%，淋巴28%。大便常规：有不消化物，无其他发现。胸透：心肺无异常。中医辨证：唇淡，指纹青，脉沉数，舌质正红，薄白苔。由伤暑湿冒风，夹肠胃食滞，以致肺胃不和。治宜祛暑风、调肺胃，苦辛化湿法。处方：

藿香一钱　香薷一钱　杏仁一钱（去皮）　陈皮五分　法半夏一钱　厚朴八分　炒苏子一钱　前胡五分　六一散三钱

（布包） 生姜二片 服一剂。

7月28日二诊：药后得汗出，身热见退，恶心呕吐已止，咽间痰声减，大便稍溏、有奶瓣，食欲仍差，小便稍黄，指纹青已退，脉沉微数，舌质正常，苔退。外感已解，痰湿未尽，治宜温化。原方去香薷、六一散，加炒麦芽一钱，扁豆衣一钱，服一剂。

7月29日三诊：昨天中午复受凉风，而下午又发热至39.7℃，无汗，晚间服昨天的汤药后，略有微汗，大便仍每日二～三次、较溏、有奶瓣，小便黄，咽间尚有痰声，微咳嗽，心肺及腹部检查无异常发现，指纹又青，脉仍数，舌质正红、苔薄白腻。由肺胃未和，痰湿未尽，复感凉风。仍宜表里两解，辛通为治。处方：

香薷一钱 藿香一钱 杏仁一钱（去皮） 厚朴八分 法半夏一钱 陈皮五分 扁豆衣一钱 茵陈一钱 炒麦芽一钱 六一散三钱（布包） 通草五分 生姜二片 一剂。

7月31日四诊：药后今晨已退热，渴而思饮，食欲稍差，二便同上，腹微满，面青白，脉沉滑，舌质正红，中心苔秽腻。复感之风邪虽解，而湿热未尽。宜清利湿热，调和肺胃为治。处方：

茯苓一钱 法半夏一钱 陈皮五分 焦山楂一钱 炒麦芽一钱 炒神曲一钱 炒莱菔子一钱 茵陈一钱 苡仁二钱 扁豆衣二钱 荷叶一钱 厚朴八分 服一剂。

8月1日五诊：药后汗透出，热退净，咳嗽止，稍有痰声，大便尚微溏而有泡沫，每日一～二次，食欲转佳，思饮，小便正常，脉沉微滑，舌正苔退，宜健脾化痰湿，以善其后。处方：

白术五分 茯苓一钱 法半夏一钱 陈皮五分 苡仁三钱 厚朴五分 炒麦芽一钱 茵陈一钱 扁豆衣二钱 生姜

二片　大枣二枚

二剂后诸症均消失，一切正常而愈。

按：患儿发热三天，检查未发现异常，用西药发汗退热及抗菌素等药物。时值大暑，由暑湿内伏，外感凉风，营卫阻滞，湿邪化热，故高热肢凉；加之肠胃食滞，痰湿内阻，致肺失肃降，而痰鸣咽间。根据中医辨证，用祛暑利湿兼调肺胃之苦辛微温法，高热见退。后因复受凉风，营卫郁闭，以致再度发热，继用上法治疗，营卫宣通，汗出热退；继以清利湿热，健脾化痰以善其后而愈。由此可见，中医学重在因时、因地、因人制宜，综合病之因素与兼夹证而施治，是符合客观的。蒲老常说："治急性病，重在掌握季节之常变，辨别主次用药。这是十分重要的。"此例若不辨病因及兼夹，徒用汗法强发其汗，或用辛凉苦寒强清其热，胃阳受伤，暑湿难解，稚儿脆弱之体，则易发生他变。

伏暑夹湿
（病毒性感冒）

马某，女，4岁半，1963年10月11日初诊。

二十天前开始发高热至40℃，无汗，某医院诊为感冒，给予APC及四环素等西药内服，未效。又改服合霉素而高热始稍降，但仍在38℃左右。得病之第八日，随母去上海探亲，低热一直不退，到沪后出过一身风疹，较痒，几天即消退而脱皮，在上海某医院诊断为病毒性感冒，仍服APC及各种抗菌素，而低热如故。前天晚上回京后，服银翘散汤剂，昨天体温37.6℃（腋下），无汗，口干喜饮，食纳尚可，大便干燥，每天一次，小便尚多而黄。胸部透视：心肺无异常发现，血常规化验，均属正常范围内。精神佳，呼吸稍粗，不咳嗽，额及手心较热，不流涕，腹部较热。脉滑数，舌质淡，苔白腻。此初起由伏暑夹湿，兼感新凉；现新凉已解，伏湿尚留。治宜通阳利湿。处方：

茯苓皮二钱　杏仁一钱五分　苡仁三钱　佩兰一钱五分　滑石三钱　黄芩一钱　茵陈二钱　竹叶一钱五分　苇根四钱　神曲一钱五分　通草一钱

嘱忌食鱼虾，服二剂后，低热退清而愈。

按：患儿起病时高热，经服西药退热剂及抗菌素后，尚有低热缠绵不退，并起过一身风疹，疹退后仍有低热。西医检查，无异常所见，诊为病毒性感冒。根据症状及病程，中医认为初起由暑湿内伏，新凉外加，卫气郁闭，故高热无汗；服退热剂高热虽降，湿邪尚留，邪不得越，故发现风疹；肤腠之邪，随疹而解，但内留之湿，仍不得除。故终以淡渗微苦微辛之剂，速服二剂而湿开热透。由此可以体会吴鞠通所谓“徒清热而热不退”，以及“治湿非淡不渗、非辛不通”之义。本例在初起若以透表利湿并用，则伏邪及新感两解，或不致延长病程。

血瘀发热

（肾　痈）

王某，男，11岁，因发热15天，于1959年2月23日住某医院。

住院检查摘要：血化验：白细胞总数9150/立方毫

米，中性75%，淋巴23%，单核2%。血沉：1小时43毫米，2小时88毫米。球蛋白水试验（-），肝功正常，血培养（-），肥达氏反应（-），嗜异凝集1:10。心电图：①窦性心律不齐；②中间型心电位；③心电图大致正常。咽培养：有甲种链球菌。初步诊断：①双侧支气管淋巴腺结核，左侧已纤维化；②高热待查。

病程与治疗：曾给予链霉素、青霉素、对氨柳酸钠、异烟肼、氯霉素、金霉素等药物，并服中药青蒿鳖甲汤加味等养阴清热之剂。而患儿之高热持续月余之久，未见减退，最高体温达42℃，每日午后两度热势上升，至早则稍降。虽然体温在40℃以上，而患者自觉并不发热。于3月23日请蒲老会诊：其脉弦涩，其舌色黯，面无热色，右胁下痛而不移，口不渴，大便自调，小便亦利。蒲老默思良久曰：此血瘀发热也。观其体温虽高而自觉反不热，是无表热可知；口不渴，便亦不结，是无里热又可知；脉弦涩，胁痛不移而舌质黯，是血瘀发热，已可征信。遂议用活血化瘀之法，方用血府逐瘀汤加减。处方：

当归尾一钱五分　赤芍药一钱五分　干生地三钱　川芎一钱五分　净桃仁二钱　西红花一钱五分　川牛膝二钱　炒枳壳一钱五分　苦桔梗一钱　生甘草一钱　北柴胡一钱五分　制没药一钱五分　干地龙二钱

连服一周，其中或加生鳖甲、生牡蛎，或加延胡索、血竭，而午后发热略有下降趋势。

在此期间，曾作腰椎穿刺，脑脊液：压力不高，蛋白（-），细胞数个。X线腹部平片，疑为腹腔肿物。钡灌肠，结肠未见异常。淋巴结活组织病理检查，疑为慢性增生性淋巴腺炎。但对患者午后发热，从西医学看，原因仍属不明，右胁下疼痛仍固定不移，脉仍弦涩，舌质仍黯，精神似稍佳。宜继续以活血化瘀为主，原方再进，并佐以小金丹，早晚各服一丸。

一周后，体温继续有所下降，右胁下痛点亦有减轻，食纳稍佳，精神益见好转。遂续服原方至4月12日，午后之热已低，胁痛消失，大便曾见黑粪，舌黯稍减而脉细，改为两日一剂。盖因胁痛止而大便下黑粪，此乃瘀血渐去之象，故缓其势而续和之，使瘀尽去而正不伤。

至5月5日，热退已二周余，停药亦已达一周，而患者体重渐增，由入院29.5公斤增至31公斤，舌色红活而不黯，脉象缓和而不弦涩，精神、体力均渐恢复正常。最后化验：白细胞总数7600/立方毫米，中性50%，淋巴44%，单核6%。血沉1小时2毫米。并经泌尿系静脉造影，可能符合临床肾痈之诊断。

按：发热一证，原因很多，有表热，有里热，有虚热，有实热，有食积发热，有血瘀发热，种种不一。若不细心辨别，往往容易为一“热”字所蔽，而只用“以寒治热”之法，则将会出现热终不退而病亦不解。如本例初起以其热久不退，并发在午后，误作阴虚发热，而用养阴清热法，结果迁延月余之久；迨经蒲老分析其脉证，始根究为血瘀所致，故坚持用活血化瘀之方，瘀去而热亦退。

食积发热一

杨某，女，1岁。发热不退已四天。住某医院，曾屡用退热剂，汗出较多，并用青、链霉素等抗菌素仍不退烧。于1963年4月12日请蒲老会诊：白昼发热

39℃，至夜间体温多达 40℃，时有惊惕，手足反凉，无咳嗽，亦不喘促，食纳不佳，大便日两次，夹不消化物，尿少而短，渴不多饮，面黄舌淡，苔中心秽，脉滑数，右大于左。按发热而不咳嗽，发汗而热不退，非外感表证可知；面黄而消化不良，纳差而舌苔秽腻，乃食积发热可知。治法当和而兼消，方用四逆以和肝胃，楂、曲、麦芽以消食积。处方：

柴胡八分　白芍一钱　炒枳实一钱　炙甘草五分　竹茹一钱　焦山楂一钱　建曲一钱五分　麦芽一钱五分　莱菔子一钱　淡豆豉三钱　生姜二片

服上方第一剂时，高烧仍在 40℃，第二剂发烧即退，大便消化改善，已不一日两次，四末仍微凉，舌苔减退，脉滑而不数。原方去豆豉、莱菔子续服两剂，诸症悉平而愈。

按：小儿发热，证各不同，治亦有异。或因风寒外感，或因饮食内伤，必须辨析清楚，不可妄行汗下。本例曾屡发汗，汗出虽多，而热不解，徒伤其表。迨明其是食积发热之后，法取“和而兼消”，其热再剂即解。其所以用和而兼消者，因其证初起即有惊惕，兼之又屡发汗，肝脾之气失调，阴亦受伤，故用四逆和肝脾，而以芍药、甘草复其阴，柴胡、枳实推陈致新以助消导之力。

食积发热二

李某，女，5 岁，1964 年 1 月 22 日初诊。

患儿经常咳嗽有痰，入夜尤甚，身热 37.4℃左右，持续不退，无汗，食欲不振，腹时痛，面部有散在红点，精神欠佳，大小便正常，脉沉数，舌质淡、苔黄腻而厚。由肠胃失调，食积化热，治宜调和肠胃兼消食积。处方：

苏叶一钱　香附一钱　橘红一钱　槟榔一钱五分　厚朴一钱五分　枳壳一钱　桔梗一钱　前胡一钱　莱菔子一钱五分　焦山楂一钱五分　木香三分　生姜三片

1月23日复诊：服前方二剂，热退，咳嗽减，但因昨食橘子广柑较多而发生腹痛，呕吐，脉沉滞苔白。由冷食阻滞，治宜温胃消滞。处方：

藿香一钱　白蔻仁一钱　公丁香七枚　法半夏一钱五分　枳壳一钱　香附一钱　橘红一钱　槟榔一钱五分　厚朴一钱五分　木香三分　焦山楂一钱五分　炒莱菔子一钱　生姜三片

1月24日三诊：服药后吐出物为药水，从昨夜起复发热，今晨体温38.2℃，咽喉微红，食纳差，大便二日未解，小便短黄，舌质淡苔转白腻，脉沉涩。因肠胃阻滞，积食未消，以致便滞呕逆，治宜和胃降逆消积。处方：

柴胡一钱　白芍一钱　炒枳实一钱　炙甘草五分　槟榔一钱五分　木香五分　酒军七分　厚朴一钱　法半夏一钱五分　炒莱菔子一钱五分　苏梗一钱

1月27日四诊：服药后热降，大便解，但仍咳嗽，脉沉数，舌苔减。仍属积滞未消，肺胃未和，宜调和肠胃为治。处方：

苏叶一钱　香附一钱　陈皮一钱　炙甘草五分　柴胡一钱　槟榔一钱五分　焦山楂一钱五分　炒枳实一钱　炒莱菔子一钱五分　神曲一钱五分　前胡一钱　生姜二片

1月30日五诊：前方连服二剂，纳食正常，睡安，仍咳嗽有痰，其他正常，脉滑，苔薄白。继续调和肺胃。处方：

苏叶一钱　杏仁一钱五分　桔梗八分　橘红一钱　前胡一钱　法半夏二钱　茯苓二钱　厚朴一钱　炙甘草五分　枇杷叶二钱　生姜三片

此方服二剂而愈。

按：本例病因在于饮食不节，食积化热，肠胃阻滞，浊气上逆，以致引起发热，咳嗽，有似外感，但其脉不浮，腹时痛，不欲食，苔黄腻，其为内伤饮食可知。本例蒲老谓病机在里不在表，在胃不在肺，其治则不同外感，而重在和胃消滞，故调理肠胃而诸症悉平。

积热头痛

巩某，男，10岁，1963年10月14日初诊。四个月前，曾一度高烧伴有恶心之后，继而发生头痛头晕，虽经治疗数月，但至今不愈，其头痛部位，在两颞、后脑、前额及眉棱骨，常发无定处。并自有此病以来，食纳不佳，大便干结似羊粪，大便化验有蛔虫卵，脉象沉弦细数，舌质正常、苔白腻。此为营养过多，食积生热，以致肝胃不和，郁热上蒸。治宜调和肝胃，疏利积热。处方：

柴胡一钱　白芍一钱五分　炒枳实一钱　炙甘草七分　黄连五分　吴萸二分　竹茹一钱　焦山楂一钱五分　麦芽二钱　生姜二片

复诊：服前方三剂，头晕减，头痛如前，食纳仍不佳，食后胃胀，偶有噫气吞酸，大便先干后稀，肛门发痒，目内有红丝作痒，舌质正常无苔，脉浮弦细数。因夹有风热，改用祛风清热为治。处方：

桑叶一钱五分　菊花一钱五分　荆芥一钱　白蒺藜二钱

蝉衣一钱　夏枯草三钱　焦栀子一钱　草决明二钱　炒枳壳一钱　焦山楂一钱五分　荷叶二钱

三诊：上方服三剂，头痛、头晕显著减轻，饮食增加，小便正常，大便如前，目红发痒未减，脉弦细数，舌如前。风热已解，积热未除，治法仍为理脾消积。处方：

三棱一钱　莪术一钱　青陈皮各一钱　芦荟八分　使君子二钱　甘草五分　芜荑一钱　胡黄连八分　川楝子二钱　神曲一钱五分　焦山楂一钱五分　麦芽二钱

连服三剂，头痛、头晕、目痒诸症完全消失，食、眠、便俱正常。

按：本例由高烧之后发生头痛，其部位多在两侧、后脑、前额、眉棱骨等，痛无定处，食纳不香，食后胃胀，嗳气吞酸，大便干结似羊粪，是足阳明胃和足厥阴肝两经病征。高巅之上惟风可到，风热上扰清窍，兼内蕴积热，故头痛目赤作痒。食纳不佳，大便失调，肛门作痒，一系列症状俱为积热所致。故治法先疏利，继祛风清热，终理脾消滞，头痛迅速消失，余症亦随之而平。联系到《内经》所云“饮食自倍，肠胃乃伤”的理论，说明饮食应有节制。更体会到中医“肥甘过甚，乃生积热”的传统经验，此例可证。

泄　　泻

（单纯性消化不良）

吕某，男，3 个月，因发热咳嗽于 1959 年 1 月 15 日住某医院。

病程与治疗：患儿一个月以来有阵发性咳嗽，并连续十几声，每于改变体位时则加剧，有少量白色粘痰。近七天又加重，咳后作喘，鼻扇气促，咳甚则面发青紫，微发热，纳食尚可，大便三天前，开始泄泻，日十余次，为黄绿色水样物，夹有奶瓣，未夹脓血及粘液，小便色黄而少。

住院检查摘要：发育营养好，神智清，轻度烦躁，脸颊红润，口周及鼻唇沟附近轻度紫绀，哭闹时加重。皮肤弹力正常，未见斑丘疹，皮下脂肪层分布均匀。头颅不方，囟门约 1 厘米 ×1 厘米，颅缝处似有重叠现象。口腔粘膜（－），咽部明显充血，扁桃体轻度肿大。心音稍钝，心律整，心率 132 次/分。呼吸较急促而浅，率 72 次/分，但尚整，两肺呼吸音粗糙，有散在干啰音及喘鸣音，右肺后下有散在性水泡音。腹软，肝在右肋下约 1～1.5 厘米，脾未触及。神经系统检查，除膝反射轻度亢进外，余均为（－）。血化验：白细胞总数：4650/立方毫米，中性 37%，淋巴 62%，单核 1%。诊断：小叶性肺炎，单纯性消化不良。

经中西药治疗，至 1 月 26 日，肺炎已基本消失，腹泻仍不止，继服止涩之剂和饥饿疗法。于 1 月 30 日请蒲老会诊：患儿每日仍泄泻十余次之多，为黄色水样，不发热，不咳亦不呕，腹不满，精神萎靡，舌质不红无苔，两手脉沉缓无力。按此证肺炎虽愈，脾阳下陷。治宜补中益气，升阳举陷。处方：

党参一钱　白术（炒）一钱　茯苓二钱　炙甘草八分　陈皮一钱　升麻五分　柴胡三分　防风五分　粉葛根八分　泽泻八分　生姜二片　大枣二枚

连服五日而大便渐趋正常，痊愈出院。

按：小儿泄泻一证，致病之因各异，或乳食停滞不化，或感受寒暑外邪，或脾虚作泻，故其调治之法亦异。本例既非饮食停滞，故饥饿疗法无功，亦非久病滑泻，故止涩之剂不效。惟其脾阳下陷，转输无权，故升阳举陷，适中病机，不五日而病愈。可见详细辨证，是提高疗效的关键。

胎 黄
（生理性黄疸兼肺炎）

王某，男，出生7天，1964年3月3日初诊。

患儿足月顺产，生下遍体面目皆黄，与一般初生儿色异。其母平素饮食不节，过吃膏粱厚味，并患胃溃疡多年，经常容易便溏足肿。分娩后三天出产院，第四天即开窗照相，当夜即发烧，体温达40℃。随服四环素，喂药不慎呛入气管，引起气促，抽搐，两眼上窜，唇紫。立刻注射强心剂并给氧气，病情无转机，高热不降，带着氧气转送某专科医院。入院时遍身面目更黄，下肢有颤动现象，检查肺部有炎症，诊断为初生儿黄疸兼肺炎，未用抗菌素，仅用静脉滴注葡萄糖、丙种维生素、给氧等支持疗法，体温仍40℃，呼吸呈衰竭状态，病情危急。次日体温突然下降，低为33℃，其势愈殆。蒲老会诊认为：重证胎黄也，由感风而引起高烧，更由灌药失慎激起病变，今已体温骤降至33℃（腋下），气促而微，口唇发干，头部后顶有一红肿块，口内生疮，舌红，苔黄腻。显系在胎中所受湿热积蓄，感微风所引动，热不得越，风热湿搏结迫使体温骤降，为初生数日、乳食未进，正气难支。急宜祛邪安正，清热利湿，凉血解毒，采用茵陈地黄汤加味。处方：

山茵陈一钱　细生地二钱　赤芍五分　当归五分　川芎五分　赤茯苓一钱　泽泻五分　猪苓五分　木通五分　天花粉一钱　生甘草五分　犀角屑五分　用500毫升水煎取100毫升，频频鼻饲。

1964年3月5日再诊：服一剂后，体温上升至36℃，病势由危转安，服第二剂体温上升至37℃，小便量多，色减退，氧气已撤而呼吸平稳，并能吮乳。此病势见衰，正气渐复，邪去大半之候，宜停药观察，慎于护养。婴儿气血未充，脏腑娇嫩，药当中病即止，惟以乳汁调理，虽有余热，不可急驱，正盛邪却，不药可愈，否则易增他变。出院后，口仍糜，时现吐乳，便滞，每日予以蜂蜜少许，开水调服。服至七日始获酸臭汗漐漐常出，下肢亦发出红白丘疹，口糜乃愈，肠胃亦和，余热随之而解，逐渐恢复正常。

按：小儿初生遍身面目皆黄：中医学名为“胎黄”或“胎疸”，论其病因与母有关，认为其母感受湿热伏于胞胎或脏腑有热，则胎受其熏蒸。今患儿之母饮食不节，味过辛辣，损伤脾胃，湿浊内生，郁而化热，湿热交蒸，胎儿受病，说明中医学的理论是有实际根据的。至于治疗，历代论述亦详，主张清热利湿，重则兼凉血解毒，如王肯堂《幼科证治准绳》在论述“胎黄”时提到：“……母子皆宜服地黄汤（生地黄、赤芍、当归、川芎、天花粉）……诸疸皆热，色深黄者是也，犀角散（犀角、生地黄、茵陈、天花粉、升麻、龙胆草、寒水石）主之。”蒲老据此患儿症状，认为病之本，一在于胎中受湿，内蕴化热，肺之病变，一由受风，一由水入气管所致。拟除湿、清热、解毒、凉血，茵陈地黄汤加犀角，使湿化热越，毒火消散，肺气得和，婴儿得到迅速恢复。而西医的急救措施，亦起了很大协同作用，在极度衰竭不能吞咽、略动则唇面皆紫、呼吸困难之时，若无西医的急救措施，单凭中药亦难挽救。

四、其他治验

蒲老不仅对内、妇、儿科有很好的治验，对一些皮肤外科和有关疾病也有不少经验。这里选择其中十一例加以介绍，说明中医是整体治疗，只要根据中医学的理论加以分析，是能寻求出治疗和处理的方法的。例如：口腔溃疡这个病，虽然对身体影响不十分大，但却给病人带来一定的痛苦，往往久治不愈。蒲老认为此证有属中虚脾热者，常常借用封髓丹，取“补土服火”之义，而收效甚速。较之通常清胃火之法另开一法门。又如皮肤湿疹，不外湿热夹风，治法总以除湿清热祛风为主，但同中有异。皮肤湿疹例一属脾湿化热，血燥生风，与例二证属风湿稍异；故前者养血清热、祛风祛湿兼顾，而后者重在祛风除湿。说明中医辨证论治原则，贯穿着每一个科、每一个病和每一个证。既有原则，又要灵活，才能真正用不同的治疗方法，解决疾病的不同矛盾，从而取得应有的效果。

口　疮

周某，男，33 岁，已婚，干部，于 1962 年 6 月 5 日初诊。

多年来常生口腔溃疡，时发时愈，现口粘膜、舌及牙龈等处都仍有溃疡，历时较久未愈，三个多月来每晨一次溏便，量多而臭，无粘液及里急后重感，食欲不佳，不知味，口渴喜热饮，睡眠及小便正常，形体清瘦，口唇红，脉两寸弱，关弦大，尺沉细，舌质红，微有黄腻苔。诊断属中虚脾热，治宜益气清脾，方宗封髓丹加减：

炙甘草二钱　黄柏一钱五分（盐水炒）　砂仁一钱（打）　炒白术一钱五分　党参一钱五分　大枣四枚　服四剂。

11日二诊：服药后口腔溃疡及大便溏臭均减，食欲好转而知饥，脉寸弱，关稍缓，尺沉细，舌如前。原方加生扁豆三钱，荷叶二钱，服五剂。

18日三诊：口内溃疡已消失，消化好转，但大便尚未成形，关节酸，口微干喜饮，脉寸小、尺大、关弦虚，舌质正常无苔。据脉舌属脾肾阳不足之征，宜脾肾分治。每日早服补中益气丸二钱，晚服金匮肾气丸二钱，以后大便逐渐成形，口腔未再发过溃疡。

按：口腔溃疡为病，一由胃火，一由脾热。本例患者脉虚便溏，消化弱，喜热饮则不属胃火，故以脾热治之。采用封髓丹加味治疗。考黄柏主泻相火而清湿热，又是治疗口疮的要药；砂仁养胃醒脾，除咽喉及口齿浮热；甘草补脾胃、清解热毒。封髓丹虽主治相火旺、肾精不固，但蒲老在临床几十年的实践中证明，封髓丹乃补土服火之方，土虚则浮热上炎，常用于多年反复发生的口疮，脉虚者屡效。其次患者兼有腹泻、消化不良，故加白术、党参、大枣、扁豆等药，健脾益中养胃，药后口疮愈，便溏好转。最后治以补中气、温肾阳而腹泻亦逐渐痊愈。由此可见，封髓丹不仅泻相火而固精，且能治虚热上炎。根据辨证论治的原则，详察病机，辨明虚实，掌握一方可治数病，或一病需用数方，就能收到异病同治、同病异治之效。

鼻渊
（鼻炎）

张某，女，42 岁，已婚，干部，1963 年 6 月 27 日初诊。8 年来鼻常流清涕，有时较粘，量多，并常打喷嚏，左鼻嗅觉失灵，时觉头痛，每年秋后加重，今年夏季亦重，1956 年曾在某医院诊断为鼻炎（左侧），当年穿刺过三次，术后无明显好转，近年来用西药滴鼻，内服激素等不效，饮食时佳时差，大便干，数日一行，小便尚少，月经周期准，量多色红，有血块，经前有偏头痛、心慌、腿酸、周身浮肿等，利小便后浮肿见轻，有时复发，睡眠尚可。脉沉细，左关弦劲，舌质正常无苔。由本体肝胆热甚兼受风邪固滞不解，但病程已久，不可急攻，宜小剂缓图，免损胃气。治宜清泄肝胆、祛风邪，以三阳并治。处方：

黄菊花五钱　白蒺藜五钱　蔓荆子五钱　天麻一两　钩藤五钱　桑叶一两　川芎五钱　苍耳子一两　夏枯草一两　姜制南星五钱　白芷五钱　僵蚕一两　甘草三钱　藁本五钱　香木瓜五钱　制香附五钱　羌活五钱

共为粗末和匀，分三十包，每包约三钱余，每日取一包水煎，分二次服。

8 月 30 日二诊：药后小便较多，鼻涕略减，食纳、大便正常，脉舌同前。病势略减，仍宜原方化裁续服。去桑叶、夏枯草，加黄芪助卫祛风，全蝎入络搜剔风毒。原方加黄芪一两，全蝎五钱，再为粗末分三十包，同上煎服。

11 月 6 日三诊：服药后鼻涕及打嚏基本消失，有时偶感上腭痒及微痛，食纳、二便、睡眠俱正常，脉沉有力，舌质正常。病情更显著好转，原方加入胡麻仁一两，润燥熄风，续服，以冀根除，制法及服法同上。再诊以上症状完全消失，嘱其勿再服药，注意风寒及厚味以免复发。

按：患者八年来患鼻炎，常流涕，不知嗅觉，与中医学的“鼻渊”相似，《素问·气厥论》:“胆热移于脑，则辛頞鼻渊。鼻渊者，浊涕下不止也。”《医宗金鉴》谓:“鼻渊内因胆经之热，移于脑髓，外因风寒，凝郁火邪而成……”《类证治裁》记载:“鼻塞甚者，往往不闻香臭，有脑漏成鼻渊者，由风寒入脑，郁久化热，……”该患者开始由风邪入脑而渐化热，加之素有肝胆郁热，所以左关脉独弦劲，治以清泄祛风之剂。一料后微见效，继用上方化裁，加强固卫祛风之力续进。三诊再加胡麻仁润燥熄风。八年之疾，三月而愈。由此可见中医学对鼻渊有一定的疗效。

风　瘖

史某，男，47 岁，干部，1963 年 8 月 29 日门诊。

一周以来，周身发风疹块，皮肤红肿，瘙痒剧烈，影响几夜通宵不寐。特别是最近三、四天以来，周身呈现泛发性风团样损害，游漫性红肿，两眼睑及两下肢踝关节周围红肿则更为明显，瘙痒不休，甚为难忍，食纳不佳，食后则瘙痒更作。追述发病前后情况，曾因感冒咽喉痛，于某医院注射青霉素二针，同时内服合霉素数粒。至发病后，因瘙痒难忍，又先后二次去某医院注射及口服西药镇静剂，未见减轻，遂来本院请中医皮肤科诊治。曾内服中药凉血清热、消风止痒之品二剂及外用三石水洗涤亦不见轻。转请会诊。病情如上述，脉浮数，舌质淡，苔白腻。蒲老认为：此属风痱，因太阴之湿与阳明之风搏结，由腠理闭滞，邪不得外越。治宜疏泄营卫，祛风利湿。拟用荆防败毒散与升麻葛根汤合方加味。处方：

地肤子三钱　蝉衣二钱　升麻一钱五分　粉葛根二钱　赤芍二钱　荆芥一钱五分　防风一钱五分　羌独活各一钱　川芎一钱　丹皮一钱　柴胡一钱　前胡一钱　白芷一钱　甘草一钱　荷叶三钱　服三剂后，块散、肿消、痒减。

二诊：脉浮弦，舌苔减退，仍以祛风除湿为治。以前方去丹皮、川芎、柴胡，加苍术一钱，山茵陈二钱，杏仁一钱五分。再服三剂，诸恙悉平，食欲恢复而获痊愈。

按：此病虽属皮肤之疾，而患者实际痛苦难当，日夜无片刻之安，夜不能寐，精神受莫大的刺激。虽经注射西药镇静剂及中药清热凉血而痒肿不减，并有食欲减退。蒲老认为风湿相搏，不属热与火。改用祛风胜湿之剂而症状显著减轻。说明随证施治，是中医学的基本原则。在临床时，必须重视理论与实际相结合。掌握好这一原则，始能收到应有的疗效。

喉　痧
（猩 红 热）

吴某，女，30 岁。

初诊：患者发热恶寒，周身发出红疹，始于耳后颈部，随而蔓延，一日内遍及全身，痒如针刺状。咽峡疼痛，脚发湿气，两手浮肿，五心烦躁，口苦思凉饮，大便四日未行，小便黄而短，舌苔白腻，脉象两寸浮数，两关弦数，两尺滑。此由风、热、湿合而为病，表里不通，气营并阻，治宜双解。处方：

桑叶二钱　荆芥二钱　僵蚕二钱　蝉衣一钱　牛蒡子一钱五分　苦桔梗一钱五分　连翘二钱　银花二钱　酒军一钱五分　玄参三钱　生甘草一钱　生石膏五钱　浮萍三钱　升麻一钱五分　葱白三寸　二剂。

二诊：服后，红疹出透，两下肢尤多，两耳流黄水微觉疼，两手指肿，骨酸痛，周身皮肤刺痒，咽峡疼，食欲不振，大便二次量少，舌苔减退，脉同上。拟清血解毒。处方：

银花三钱　连翘二钱　黄芩二钱　黄连一钱　栀子二钱　酒军一钱五分　生石膏五钱　绿升麻一钱五分　地骨皮三钱　丹皮二钱　生甘草一钱　僵蚕二钱　淡竹叶二钱　再服二剂。

三诊：面部及两手之红疹渐退色，并有少许脱皮，胸腹背及两下肢仍有红疹。目痛畏光，耳流黄水，喉痛，夜发热，腹泻数次、红黄而稀溏，小便少，脉左沉细，右沉弦，舌苔薄黄。原方去升麻，加银花藤五钱，细生地四钱，荷叶四钱，四剂。

四诊：一般情况好转，胸部红疹亦退色而脱皮，两下肢仍有残余红疹，咽、口、鼻均干燥，耳流黄水减少，大便通，小便清，已不发热。此属湿热未尽之象，治宜苦辛淡渗。处方：

茯苓皮三钱　杏仁二钱　苡仁四钱　桑皮三钱　豆卷四钱　茵陈三钱　滑石三钱　黄芩二钱　猪苓二钱　银花三钱　通草一钱　荷叶三钱　三剂。

五诊：全身红疹退尽，昨日两手足均开始脱皮，咽间微有痰阻，两脚发湿气，耳流水大减，全身发软，食、眠、便属正常，舌苔秽腻，脉沉弦。仍宜续清余毒，再利湿热养阴解毒以善其后。处方：

茵陈三钱　豆卷三钱　土茯苓五钱　银花藤三钱　黄柏一钱五分　苡仁五钱　川郁金二钱　细生地四钱　黄芩一钱五分　连翘三钱　蒲公英三钱　甘草梢一钱　荷叶三钱

三剂后停药观察，诸症消失，食欲增进，逐渐康复。

按：喉痧又名“烂喉丹痧”（西医学叫“猩红热”），属于温毒的范畴。其治疗原则以清热解毒为主。本例初用双解，使病毒从表里分途外出，旋以清利湿热，兼清营解毒而愈。

紫　癜

苏某，男，30岁，患者两膝以下有紫癜一年多。化验：白细胞曾减少到1700/立方毫米，现3600/立方毫米。紫癜新发出时瘙痒，两足及手经常发凉，站久则腿胀，紫癜加深，午后两手心发热，易疲倦，头昏，睡前周身皮肤瘙痒，饭后下腹部胀，大便一天一次，较溏，溲色黄，舌无苔而润，脉象沉迟微弦。此证为脾经风湿，络脉郁滞。治宜祛风除湿兼清疏络脉。处方：

生地黄四钱　苍术二钱　防风二钱　丹皮一钱五分　栀子一钱五分　银花藤五钱　威灵仙二钱　萆薢三钱　黄柏一钱五分　泽泻二钱　酒炒地肤子四钱　炙甘草二钱　服九剂。

外用苦参一两，地肤子一两，煎水洗，每晚洗一次。

再诊，已无新起之紫癜，旧的紫癜亦不瘙痒。服药四剂时曾有腹泻，后五剂，大便转正常，症状亦有所改善，脉舌如前。原方再服二十剂，嘱忌酒，并勿游泳。

半年后来信，云紫癜未发，一般情况良好。

按：紫癜风为病，《医宗金鉴》认为：“由热体风邪湿气侵入毛孔，与气血凝滞毛窍闭塞而成。”故本例始终以祛风除湿兼清疏络脉，不三十剂而愈。可见古人经验是有实践依据的。

斑疹一
（皮肤玫瑰疹）

王某，女，15岁，于1960年10月15日初诊。

前一星期因劳动汗出受风，继而遍身皮肤出现红色痒疹，以四肢较多，疹如花瓣状中间有白色健康皮肤，其红白皮肤界线清楚，红疹成片而高出于皮面。经某医院皮科检查为玫瑰疹，服西药未效，后经理疗稍见轻，但仍痒，搔后更显，无脓液等分泌物。食纳及二便正常，脉缓，舌正无苔。属血燥生风兼湿。治宜活血祛风，清热利湿。因住校煎药不便，故改汤为散，处方：

干生地一两　当归三钱　赤芍四钱　川芎三钱　丹参一两　蒺藜一两　炒地肤子一两　地骨皮五钱　白芷四钱　羌活三钱　大青叶五钱　生甘草二钱　制香附三钱　炒枳壳三钱

共研细末，每日早晚各服一小匙，白开水下。

患者服药后，痒疹很快消退。服药半剂左右，痒疹全部消失而愈。以后从未再复发过。

按：患者于劳动时，在烈日之下，汗出当风，兼受地下潮湿，风邪湿热蕴于肌肤，而成是病。所以用活络祛风、清热利湿等药，风湿两解，则血燥得平，而痊愈。因煎药不便，改汤为散，以便利患者。临床医疗，不但要辨证论治，而且对中药各种剂型的用法，必须因病人之环境不同而灵活运用。

斑 疹 二
（荨 麻 疹）

肖某，女，24岁，1963年2月8日初诊。一月多前开始突然周身出现“风疹块”，现仍成片而痒，遇风痒甚，以头面、颈部为显，局部皮肤红肿、发热，无脓疮及痂皮，但搔破流水，皮肤干燥。饮食尚佳，大便常秘结，小便及月经正常，心烦尤以肤痒时显，无汗出，脉浮弦细数，舌红无苔。属血热兼风，治宜清血祛风。处方：

荆芥钱半　僵蚕三钱　蝉衣二钱　苍耳子三钱　白蒺藜三钱　地肤子三钱　胡麻仁三钱　菊花二钱　玄参二钱　细生地三钱　炒栀子二钱　羌活一钱　白附子一钱　服五剂。

另用牙皂二两，煮水洗。

2月20日二诊：服药后症状略减，遇风或热时尚有成片皮疹出现而发痒，食纳及二便正常。脉浮数，舌正无苔。仍宜祛风兼清血热。处方：

荆芥一钱　防风一钱　柴胡一钱　羌独活各一钱　土茯苓三钱　桔梗一钱　川芎一钱　连翘一钱　炒枳壳一钱　前胡一钱　甘草一钱　蝉衣二钱　蜂房二钱　紫草一钱　升麻一钱　服七剂。

另用益母草二两、地肤子二两煎水洗。

2月28日三诊：药后痒疹大减，食纳、二便正常，脉舌无变化。原方加赤芍二钱、地肤子二钱、知母一钱五分、红花一钱，服五剂。

3月5日四诊：痒疹已基本消失，但皮肤仍干燥，眠不佳，食纳、二便正常，脉弦缓，舌正无苔。风邪已解，宜养阴润燥，以清余焰。用豨莶丸六两，每日早晚各服三钱；桑椹膏一瓶，每日早晚用三钱。开水冲化送豨莶丸。药后疹消。

按：本例系荨麻疹，中医学中称“风痹”、“痦瘤”、“瘾疹”、“风疹块”等名。《医宗金鉴》称：“由汗出受风，或露卧乘凉，风邪多中表虚之人，初起皮肤作痒，次发扁疙瘩，形如豆瓣，堆累成片……”其病原来自外因风邪所致。而西医学认为是过敏体质的一种变态反应。据本例患者，系皮腠虚、受风而发疹，风蓄而化燥，影响营血。所以治疗以清血祛风，逐渐奏效，最后以养阴润燥而告愈。

皮肤湿疹一

邓某，78岁，女，1959年6月17日初诊。

一、二年来常起皮肤湿疹，近三月更甚，以四肢较多，开始散在全身，以后逐成片状增多，发痒，搔破后流黄水，无发热，饮食尚佳，睡眠不实，大小便正常，脉沉弦细数，舌质正常，中心白黄苔腻。属脾湿化热，兼血燥生风。治宜养血清热，祛风除湿。处方：

归尾一钱五分　赤芍二钱　干生地三钱　川芎一钱五分　丹皮二钱　何首乌三钱　胡麻仁五钱（微炒）　白蒺藜三钱　黄柏二钱　苦参二钱　蝉蜕一钱　蛇蜕一钱（微煅为末冲服）　红花一钱　服十剂，每天一剂。

27日二诊：服药后湿疹见退，痒亦减，食欲佳，睡眠尚差，大小便正常，脉象转缓，舌苔见退。原方加丹参二钱，续服十剂。

9月10日三诊：疹渐消，痒亦大减，但较前已显著减轻，食欲正常，睡眠尚佳，大小便正常，脉缓，舌质正常无苔。仍本前法加地榆三钱，牛膝二钱，再服五剂。

按：本例湿疹，以四肢较多。四肢为诸阳之本，脾主四末并主肌肉。其病因由脾弱生湿，湿聚生热，热盛生风，风湿搏结，发于皮肤，四肢尤甚。所以用养血、清热、祛风、除湿等法，连服二十余剂，而痒疹基本消失。

皮肤湿疹二

赵某，50岁，男，干部，1960年11月8日初诊。

自1947年开始，下肢皮肤起湿疹，痒甚，每年秋后要发一次，经各种治疗未能根除，后来每次发作逐渐向上蔓延。目前颈部亦起湿疹，其形似癣，成片，痒甚，搔后皮肤破溃流黄水，食欲及小便正常，大便经常干燥，平时喜饮酒、嗜厚味，脉缓，左关微弦，舌质正常，苔薄白微腻。由湿热兼风，蕴藏皮下，久则化燥，皮溃风乘，证属风湿，治宜祛风除湿，从阳明、太阴为主。处方：

升麻五钱　粉葛根五钱　赤芍五钱　生甘草三钱　白芷四钱　羌活三钱　藁本三钱　苦参一两　白蒺藜五钱　白附子五钱　姜制天麻五钱　胡麻仁一两　僵蚕五钱　蝉衣五钱　全蝎三钱　蛇蜕五钱（微煅存性）

共为细末，每次饭后服二钱，白开水送下。

同月18日二诊：服药后颈部痒疹较轻，但下肢仍痒，以下肢内侧及腹部为显，背部及下肢外侧少见而痒亦轻，食欲、二便正常，脉如前，舌正无苔。原方加减，改散为汤。处方：

赤芍二钱　独活二钱　归尾一钱五分　白芷一钱五分　甘草二钱　丹皮二钱　红花一钱五分　地龙二钱　藁本二钱　苦参三钱　蒺藜三钱　天麻二钱　胡麻仁三钱　僵蚕二钱　蝉衣一钱　全蝎一钱　蛇蜕二钱（焙脆研末另包冲服）　服六剂。

26 日三诊：药后疹痒俱减，食欲、睡眠、二便均正常，脉舌同上，原方化裁。处方：

当归尾二钱　赤芍二钱　细生地四钱　川芎二钱　苦参四钱　胡麻仁五钱　蒺藜四钱　丹皮三钱　黄柏二钱　甘草二钱　土茯苓一两　蒲公英一两　蝉衣二钱　蛇蜕一钱（焙脆，另包冲服）　三剂。

30 日四诊：症状又再减，脉舌无变化，原方再服二剂。另用地肤子一两，黄柏一两，苦参一两，荆芥一两，枯白矾一两，川花椒五钱，共为粗末，分为四包，每次一包，加葱二根熬水温洗。

12 月 2 日五诊：药后病势续减，脉舌无变化，再进汤药三剂后，改服丸药以善其后。原方五倍量共为细末，炼蜜为丸，每丸三钱重，每日早晚各服一丸。

1961 年 1 月 10 日六诊：皮疹已基本消失，偶有微痒，食欲、睡眠、二便均正常，脉和缓，舌正无苔。前方加白附子一两，羌独活各一两，仍为丸剂，继续服用。以后疹消而愈，至今将近三年未发过。

按：患者素喜饮酒，并嗜厚味，多年来湿重而下肢常起湿疹，每年秋后发作，历时已久，由下肢渐向周身蔓延，浸淫作痒。乃脾弱生湿，血燥生热，皮肤搔破，风邪乘之，风湿热蕴蓄于皮肤。治以阳明、太阴为主者，因阳明、太阴同主肌肉，用清热祛风化湿之品，使邪有外出之路。由于病久毒深，所以内服及外洗药并施，治疗两月有余，而病始瘥。本症虽无生命之危，但迁延日久，溃烂过甚，可以成为浸淫疮；若内陷则更伤脏腑，或并发其他疾病，治之更难。

接触性皮炎

杨某，40 岁，女，演员，1963 年 2 月 18 日初诊。

一年来皮肤在遇热或寒凉时发痒，如在太阳光下、烤火炉很热时，或吹冷空气时即痒，以脸颈部多见，偶有红色风疹块，五个月来面部在接触化妆彩色时，局部即发痒、发热而肿。在三个西医医院检查，均认为皮肤过敏。用可的松后，当时有效，而未根除，食纳佳，大便干燥，每天或隔天一次，小便正常，月经尚准，口干喜饮。个人嗜烟，偶饮酒，家族中无同样疾病，脉细数，舌质正常无苔，身高体瘦，皮肤枯燥欠润。由血燥生风，治宜滋阴养血、清燥熄风。处方：

胡麻仁三钱　白蒺藜三钱　细生地三钱　丹皮二钱　赤芍二钱　首乌二钱　地肤子二钱　蝉衣一钱五分　蜂房二钱　豨莶草三钱　荷叶三钱

白糖为引，服五剂，隔天一剂。

3 月 11 日复诊：服药后好转，近来又常接触化妆彩色，面颈部仍有痒、肿，皮肤粗厚，大便已不干，小便正常，口已不渴，脉浮数，舌正无苔，脉浮属风。以原方去首乌，加荆芥、防风、羌活各一钱五分，再服五剂。药后面颈部肿痒又减，以后继服原方而症状逐渐消失。

按：患者素体阴虚血燥，外感六淫或遇油彩刺激即痒肿，起红色风疹块，时久而皮肤枯燥欠润，所以用滋阴养血、清润驱风等药，而症状逐渐消失。

前阴疮肿

邹某，男，62岁，1960年6月28日往诊。患者龟头肿起水疱已十余日，有两个溃疡，经内服外治，肿溃未消，腹股沟淋巴腺亦肿大，脉洪数有力，舌红、苔黄腻，小便黄，大便正常。其人体壮实，善饮酒，喜水果。属酒火水湿郁蒸，湿热注入下焦。以清热利湿为治。处方：

龙胆草（酒炒）一钱五分　黄芩（酒炒）一钱五分　焦栀子一钱五分　泽泻二钱　赤小豆三钱　木通一钱五分　山茵陈三钱　豆卷三钱　甘草稍二钱　黄柏（盐水炒）一钱五分　川萆薢二钱

复诊：诸症如前，饮食和大小便俱正常，黄苔略减，脉势稍缓。原方去黄芩，加银花藤四钱，土茯苓五钱，水煎温服。

三诊：龟头溃疡渐愈，肿消，黄腻苔再减，脉右缓和，左关微弦数。继以清利湿热为治。处方：

土茯苓五钱　银花藤三钱　炒黄柏一钱　泽泻二钱　山茵陈三钱　炒栀子一钱五分　川萆薢三钱　蒲公英（布包）三钱　甘草梢一钱　豆黄卷三钱　白通草一钱

服后肿消溃平而愈。

按：此证由湿热盛于中而注于下。前阴为宗筋所主、厥阴所司，连少腹，故腹股沟淋巴亦肿大。厥阴、少阳同司相火，湿热蕴聚成毒。故用苦寒直折之法，相火不炽而肝胆得治，湿热得清，何患其肿不消、其溃不平。

29